SLEEP TO HEAL　7 Simple Steps to Better Sleep

良い眠りの科学

睡眠専門医が教える4つのステップ

Abhinav Singh, M.D.＋Charlotte Jensen
アビヒナブ・シン＋シャーロット・ジェンセン――［著］
Sachiyo Takeoka
武岡幸代――［訳］

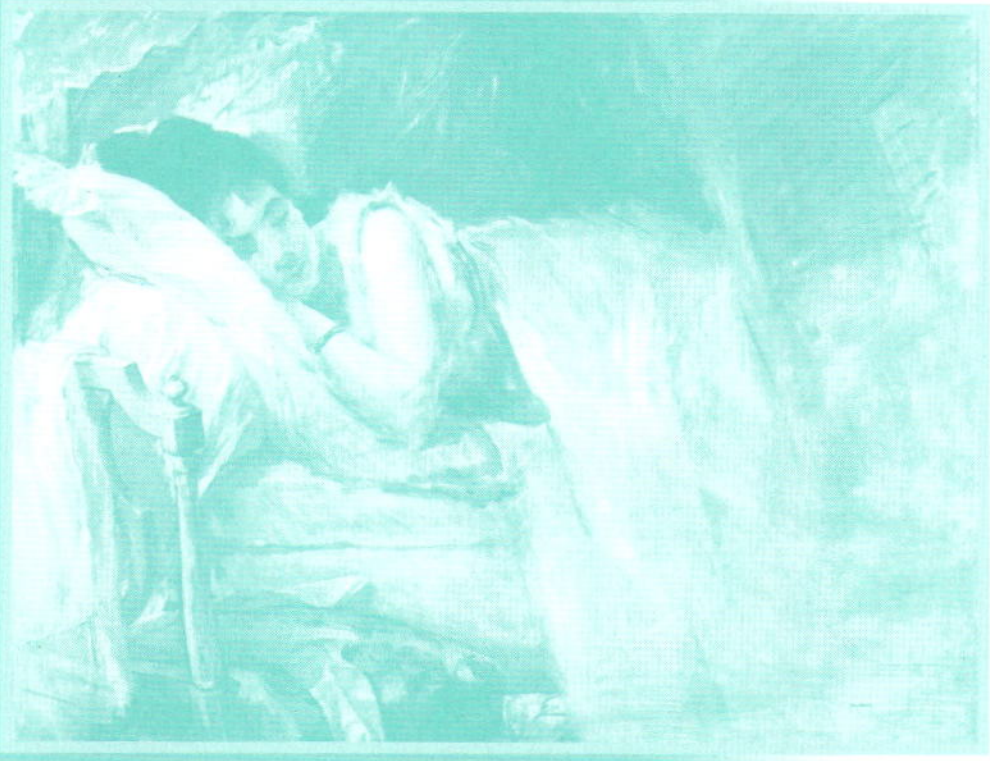

原書房

良い眠りの科学

――睡眠専門医が教える4つのステップ

ビーディア、我が宇宙のクィーンへ、そして、
ゾーイ、われらが頼もしいプリンセスへ——アブヒナブ・シン、ＭＤ

いつも私を照らしてくれるリーに捧げる——シャルロット・ジェンセン

目次

序文

1997年から2016年までインディアナ・インターナル・メディシン・コンサルタンツのCEOとしての在職期間に約70名の医師と診療看護師を雇った。ほとんどは優れた者であったが、そうでなかった者も少々、そして飛びぬけて優秀な者も何名かいた。アビヒナブ・シン医師は明らかにその飛びぬけていた群の中の一名だった。これから本書を読み進めていくと、間違いなくその理由がわかるだろう。

あまりにも多くの医師が、彼らの日常業務をあたかも時計の針が時を刻むようにただの仕事、課せられた業務だとしてこなしている。しかし、中にはその仕事に熱意を持っている者もいる。彼らは電子カルテへの記録が負担になっても、コロナ禍で同僚や医療スタッフが足りない時のプレッシャーがあっても、臨床業務を行えるその場こそが彼らの特権であることを理解している。

医師によっては、直面するストレスを手際よく振り分けて、必要に応じて対処したり、知的能力の限界が求められるような臨床現場に意欲的に取り組んだり、自分自身も時間に追われているのに他者を助ける機会があることで、満たされた気持ちになれたりする者もいる。本物の共感力を持つ者にとっては、患者の家族に時間外に電話をかけたり、患者の容態が悪化した際にどのように対処すべきか真夜中まで文献を探したりすることは、まったく苦ではなく、これは私たちの業界では最も崇高な典型モデルである。シン医師はこれらの資質をすべて兼ね備えた素晴らしい臨床医である。彼の持つエネルギーや情熱が続くページから飛び出してくるだろう。

興味深いことに、この書籍を読む前の私の内科医としての40年間を思い起こしてみると、プライマリケア、他科依頼担当、大病院での内科、集中治療科、終末期医療と時を追って移っている。私は数年間プライマリケアをしていた時の外来が大好きだったが、病院での緊急治療や管理職に移ってからは、外来で患者を診ることはできなくなった。それでも、プライマリケアや予防医学を考えたら、まず思い浮かぶことは、健康維持のために誰でも簡単に取り組める、栄養、運動、そして睡眠、この三本柱である。シン医師の言うように、私は初めの二つ「栄養」と「運動」には、実践が難しくなる可能性があるように思う。しかし、三つ目の「睡眠」は何も犠牲にせず、ただ規則に沿った自己管理だけが必要なものである。それも、十分やる気になればすぐに実践できる規則だと思っている。

患者の健康状態をより良くするためには、信頼関係を築くことと確信を持たせることが必須であるが、これは臨床医にとっての関所である。多くの臨床医は知識には富んでいるであろうが、必ずしもすべての臨床医が、癒しを促すためのメッセージをきちんと伝えられているとは言えない。万人が同じ状態ではない。たとえば、誰もが、大勢の仲間と座って冷たいビールを楽しみたいと思うわけではない。しかし、この本を読み終えるまでに、シン医師と友達になったということがわかり、シン医師のジャムセッションに参加したり、シン医師と一緒に座って語り合ったり、彼が嬉しそうに奥さんや娘さんの話をする姿を見るのが楽しみになるだろう。また、彼の睡眠医療に対する情熱やその知識に畏敬の念を抱くだろう。なぜなら彼自身も、健康のための三本柱、運動、栄養、睡眠、その三つ目の睡眠を改善したのだから。

この本は素晴らしくよく綴られている。質のいい睡眠がもたらす自然治癒という、皆の健康において一番大切なことが書かれている。また、歴史的事実、自分が成人になり専門家になる過程、医学論文、そして、実際の医療現場の出来事を、医療の観点からだけでなく、幅広い人生の哲学という観念から、語り継がれている逸話とそれらの共感できる相違点を、巧妙に織り交ぜており、教養ある読者であればかなり楽しむことができるように工夫されている。シン医師は楽観主義者で理想主義者であるが、あなたの味方であり、われら全員の味方である。彼はこの世界をよりよい空間にするつもりだ。皆が新しい可能性を発見する世界に招待し、睡眠革命を起こすつもりだ。個人としては、彼ならやれると信じている。

シン医師が語るように、一番大切なのは、医療現場でのヒポクラテスの誓いにある基本的な教え、「害を与えるな(Do not harm)」である。私たちは往々にして、ただ道をあけ、時が癒しへの道を示してくれるのを待つだけでいい時もある。私自身、まったく必要のない薬を処方することに嫌悪感がある(私の子供も妻もこのことは証言してくれるであろう)。時間と実験に制限やしばりがなければ進化が起こり、進化が積み重なると、力のある治癒者が現れる。シン医師は、どの人種にも共通した睡眠生理学の進化が、その治癒力を証明できると考えている。皆が、専門家のアドバイスに賢明に耳を傾け、備え持った能力を再認識すれば、長きにわたり、よりよい生活を送ることができるようになるだろう。本書は、私たちが日常生活の中で廃棄しようとしている物の中から「睡眠」という単純な物を取り出し、それを利用し、自然が教えてくれようとしている事を最大限に有効利用する術を教えてくれる。

医師　ビル・バッフィー

米国インディアナ州インディアナポリス市

はじめに

睡眠専門医と聞いて、雑踏とした街中を歩き回り、見ず知らずの人の家のドアをノックする人を思い浮かべることはないだろう。しかしある意味、こうなるのが運命だったと感じている。これがまさに私のこの魅力的な旅の始まりだった。そして、今日の私はアメリカでたった2000人しかいない睡眠専門医の一人で、米国睡眠医療学会のフェローとして認められたことを心から名誉なことと思って止まない。

時は1990年代後半に遡る。ボンベイが正式にムンバイと呼ばれるようになって間もない頃、私はまだ若い医学生で、将来の進路を決めかねていた。外科？ いや、外科にはあまり興味がなかった。循環器？ 性に合わない。トピワラ国立医科大学ナイル病院の同級生は、複雑な疾患や解剖学に興味を示していた。でも私は違った。私はそういう分野には彼らほど興味を持てなかった。私が医学に惹かれたのは別の理由からだった。まず、私は家族親戚の中で初めて医師となった。それはとても名誉なことだった。しかし、そんなことよりも、心の奥底では、疾病の治療に関わるより、皆が健康でいることを支援する医療に関わりたいという気持ちが芽生えていた。産まれ育ったムンバイだけでなく、インド全国で、いや、地球規模での人類の健康を望んでいたのだ。

この気づきは、私がトレーニングの一環として、市が実施したポリオワクチン接種の手伝いをした時に芽を出した。私が医学部の最終学年の時に、インド全土の医学部に予防医学講座がようやく組み込まれた。そして、私はワクチンという大勢の人に免疫をつけるという活動に心から賛同した。ポリオはアメリカでは1979年に撲滅されたが、私がインドの医学生だった当時は、この医学史上の重要な実績は、インドではまだ達成されていなかった。実際、インドでポリオが撲滅されたのは、もっとのちの2014年になってからである。

そして、2001年、私は他の医学生らと、ムンバイの貧困層の密集地域の通りでゴミをまたぎながら歩き、住宅のドアをノックして回っていた。私の希望的観測では、心配そうにドアをあけた母親は赤ん坊をあやしながら、また、サリーの後ろに隠れて誰が来たのかと興味深く覗いている他の子供の眼差しを受けながらも、私が伝えるべきことを発言する機会を与えてくれるはずだった。しかし、彼女らは全員同じように突っぱねた。「なぜ私がそんなことをあなたにさせなくちゃいけないの？　これは何？」

すぐに私はこの仕事がいかに重要かを思い出し、そのために彼女たちの恐れを取り除く必要があることがわかった。その時のたった数百人の子供の小さな口をこじ開けてほんの少しの命の素（ワクチン）を与えられただけではない。ポリオのワクチン接種がいかに有効であるかを母親に説明し、もし、その母親がそれを理解してくれ、彼女の家族を呼んでそのことを伝えてくれていれば、その家族が、またそれぞれの家族に伝えてくれて、どんどん社会に広がっていくであろうこともわかった。

たった一人の患者を診るだけでは、皆の健康を改善するには不十分だ。しかし、もし、ドミノ効果で、一つの小さな気づきの種火が指数関数的に広がっていくとしたら？　私は、このポリオ撲滅で全世界を健康にする考えにとても興味を持った。周囲の皆が理解して健康になること、これが私の情熱の対象であり、この本を読むことで、より理解してもらえるだろう。

睡眠の偉大さに目覚めた

２００２年の秋に、シカゴのイリノイ大学の公衆衛生学の修士を取得するために渡米するまで、睡眠医療は、ちらりとも私の心をよぎることはなかった。睡眠医療がそんなに魅力的とは感じなかったのである。一般に医学部ではあまり詳しく教えることがないが、私は医学部時代にも、ほとんど触れる機会がなかった。睡眠に関しては2回しか講義がなかったし、しかも2回目はサボった。なぜなら、あまりにも簡単でつまらなくて皆が授業をサボったからだ(若い頃のことだけに、今なら笑える)。

オヘアシカゴ国際空港で飛行機を降り、そのわずか２週間後に大学のキャンパスを訪れるまで、学費の初回納入金が１万６０００ドルであることを知らなかった。何だって？　インドの医学部は基本的に無料だ。私は飛行機の切符を買うためにローンを組んでやってきたし、シカゴでは恐ろしく残り少ない貯金で暮らす予定だった。

シカゴで技師として働いていた私の妹が、どこかで研究助手をすれば、授業料も払えるし他の費用も賄えるのではないかとアドバイスをくれた。すぐドタバタと履歴書を80部印刷し、あらゆる教授の部屋のドアの下に滑り込ませた(就職活動は、その時はまだそんな古風な方法で行われていた)。しかしながら残念なことに、たった2、3か所からしか連絡がなかった。つまり、ほとんど返事がなかったのだ。私は必死だったけれども、何も功を奏さなかった。

ただそれも、ナルコレプシー・睡眠・健康リサーチセンターの睡眠研究室から折り返しの電話がくるまでは、の話だ。

そして、3日後に学費の支払い期限が迫っている時に、私はインタビューを受けていた。机を挟んで座っている研究者の代表のような一人が、顔を寄せて聞いてきた。「睡眠について何を知っていますか?」

数秒止まったが、この問いには必ず答えなくてはいけない事を悟った。私はこれから修士号学位を取得するために11万ドルの学費を支払わなくてはいけないのだ。彼女の後ろの壁には人の脳をイメージした絵画の額がかかっており、私はそれをまじまじと眺めた。とたんに、私は睡眠についてほとんど何も知らないことを認識した。でも、それを彼女に言ってはならなかった。ああ、せめて、医学部時代に睡眠の授業をちゃんと受けておけばよかった。

私は「あまりよく知りません……でも、皆に必要なことは知っています」と答えた。私は彼女が求めていた答えを言うことができなかったが、誰もが睡眠を必要としているのは真実だった。私は心の内の気持ちを押し隠して自信たっぷりに言ったものの、奨学金を狙うチャンスもアメリカでの夢の生活もこぼれ落ちていくようだった。

彼女は微笑んでこう答えた。「あなたが学んだ医療の知識で、睡眠障害の患者さんを集めるのを手伝ってくれない？」

「はい！」

「よかったわ。じゃあ、今期から大学院の授業料はこちらで支払うわ」

ちょっと待てよ、「こちらで支払うわ」って、どういうこと？　衝撃が走り、喜びで言葉が出なかった。もう完全に動揺していた。インド通貨のルピーに換算すると1万6000の50倍……っていったいいくらだ？

私が何も言えないでいると、それだけでは十分でないと思ったのか、彼女は、「加えて、週20時間で一か月に800ドルの給料でどう？」と付け加えた。

正気に戻り、自分が大当たりしたことに気付いた。「すごい！　ご厚意に感謝いたします」と答えた。握手をして、その週の後半には睡眠研究センターのオリエンテーションに来るようにと言われた。

この素晴らしい睡眠研究の世界への私の最初の一歩が始まった。ポリソノグラム検査（睡眠中の脳と身体からデータを収集する睡眠検査）の解析と、患者の睡眠状況の質問への回答を把握したり、センターの研究のために何千人もの睡眠障害の患者のインタビューをしたりして、かなりのことを学んだし、莫大な時間を費やした。当初、私のそこでの仕事はセンターにそれからの3年間の授業料を全部支払ってもらうためのものであった。しかし、数か月経ってその期待は一蹴されてしまった。私は極度の睡眠不足だったので、上司と患者の前で居眠りしてしまったのである（言い訳としては、20分の睡眠研究の間、暗い部屋でリクライニングチェアに座らなくてはいけなかったのである。しまった！）。

睡眠について、まず言えることは、私がインタビューで答えたように、誰もが必要なものである。本当に、一人ひとりが必要なのである。この本のどこを読んでも、特に第2章においては、身体と心から睡眠を奪うということは、よくない結果をもたらす可能性があることがわかるだろう。間が悪い時に眠り込んでしまうこともそうだ。

私はその日は憂鬱な気分で研究室を後にした。その頃、私はようやく夢を叶えられたように思っていた。私はシカゴ・ホープの現実版とも言える人生を生きていると感じることができていた（シカゴ・ホープはインドにいた時に見ていたお気に入りのテレビ番組だ）。しかし、私の睡眠不足が、私の一番の目的を今にも奪い去ろうとしていた。もし、私が、脳神経科や麻酔科や救急医療のような他の科で働いている時に居眠りという失態をおかしていたならば、きっと私はすべてを失っていただろう。

しかし、私は違った。当時の私の上司は状況をよく理解してくれていた。彼は肩を叩いて私を起こして、「もう次のクラスに行かないと、遅れてしまうよ」と、教えてくれたのだ。彼は私が若くて忙しい医学生で、大学－研究室－勉強－図書館、という生活に疲れ果てていることを知っていた。その時、私は何かを変えなくてはいけないと悟った。決して、二度とこのような失態は見せないぞ、と。私はまた、なぜ睡眠障害が実際に人々の生活を一変させるのかを、私の仕事である睡眠被験者へのインタビューから、直に理解し始めるようになった。また、正しい治療が劇的な変貌をもたらしたのも目の当たりにした。だからそれからは、私は自分の睡眠を必死に守り抜いた。あなたも、睡眠に対する想いをこの本から読み取ってくれることを期待している。

全米で随一を誇る睡眠医療トレーニングプログラムを持つノースウェスタン大学で、フィリス・ジー医師・医学博士を指導教官として、睡眠医療のトレーニングを受けられるという素晴らしい機会を得た私は、まさに睡眠こそが、私が求めていたものだったとわかった。ジー先生は、国際的にも名の知れた研究者であり、中でも睡眠医療研究者の第一人者で、教育熱心な医師である。最終学年でのトレーニング中に私は確信した。これだ！　睡眠医療を私の仕事にして夢を叶えよう！

1350万分という時間

私たちが睡眠科学の分野において、驚くべき発見をし続けることで、よい睡眠をとり、より充実した人生を送る人が増えていく。私たち人類全体が目覚めていくのが私にはわかる。この本を読んで効果を得るためには睡眠障害がある必要はない。でも、もし、あなたが睡眠で悩んでいるのであれば、読むことによって、きっと役に立つだろう。私たちは、ただ睡眠の質や量をより効果的にするだけでも、自分たちの健康や幸せを取り戻すことができるのだ。効果的な睡眠とは、病気が忍び寄ってくる前にガードレールを設置するようなものだ。頭のてっぺんからつま先まで、悪い物から守ってくれる、目に見えないバリアとして常に働くのだ。睡眠は精神的にも身体的にも単に数多くの病気を防ぐだけではなく、治癒するのも助けてくれる。その仕組みをまだ私たちは十分に解き明かしてはいない。

こんな風に考えられたら素敵だ。身体のすべての細胞が寝ている間に、きれいに洗われて調整されている(詳しいことは第4章を参照)。この効果は、ただの始まりにすぎない。

私は講演で、睡眠とは投資信託のようなものだということをよく伝えている。1350万分(1分を1ドル換算して、1350万ドル)が、長年の人生におけるゴールとして、そこで健康が実現するとしよう。この1350万という数字は、80歳の平均的な人生で睡眠に費やさなくてはいけない分数のマジックナンバーなのだ。

別の考え方もできる。もし、睡眠が毎晩泊まるホテルだとしたら？　五つ星ホテルは一泊500ドル(500分＝8・3時間)、二つ星ホテルは一泊250ドル(250分＝4・1時間)だとすると、どちらのホテルで眠りたいと思うだろうか。普通であれば、一泊500ドルのホテルの方がより心地いいと思うだろう。

寝心地のいい素敵なベッドに、フワフワの枕、そしてふんわりとしたシーツ、それが街の一等地にあるのだ。間違いなく、快適な夜を過ごすことができるだろう。8時間ずつ寝て毎晩500ドルずつ貯めていく時、ここでは数ドル(数分)を惜しんだりすることは考えない方がいい。素晴らしいサービスに対するチップは必要だ。

この本は、睡眠の方法だけでなくあなたの睡眠に対する考え方も変えるだろう。本の中では24の症例を紹介している。それらは私の患者(名前は変えている)のサクセスストーリーである。彼らはあなたが、今直面している問題と似たような、睡眠に対する辛さを経験しているかもしれない。この本の中で、実際にこれらの問題に直面した患者は、いびきや不眠症、睡眠時無呼吸症候群などといった、よく聞く疾患もあれば、稀な疾患の患者もいる。これらの患者に会って、彼らが絶望のどん底にいた時、彼らと一緒に私がどのようにその問題に立ち向かったかがわかるだろう。

たとえば、オードリーは名高い音楽学校で教鞭をとるバイオリニストだったが、何年間も不眠症に悩まされており、不眠症の薬は増える一方で、あまり効果はなかった。長時間働く健康な一般外科医であったサムが私のところに相談に来たのは、彼のとどろくようないびきがうるさくて、とうとう妻からソファで寝てほしいと言われたからだ。ビビアンは、不眠症を治すために高用量の鎮静剤を服用して、睡眠に起因する奇妙な行動をとっていた。7000ドルもする有名デザイナーの靴を(しかも、彼女のサイズではない)知らないうちに買ってしまっていたのだ。睡眠に関わる問題が、睡眠バンクも、銀行口座も、どちらも破綻させようとしていたのだ。

マークのことは忘れることができない。15年間の不眠の末に、重症睡眠時無呼吸症候群と診断され、CPAP（陽圧持続呼吸支持装置）治療を始めた（ちなみに、彼はCPAP装置をかなり嫌がっていた）。三人の睡眠医療専門家に会い、睡眠の検査に3回参加し、その上、かなり難易度の高い外科手術を受けたが、それでも私のオフィスに来た時には問題はまだ解決していなかった。私は、幸いにも彼を助けることができた（第9章参照）。10年以上もかかったが、現在彼はやっと平和に包まれた睡眠をとっている。今紹介した症例は、本の中で紹介しているうちの一握りである。

眠れない日々が続き、苦労した経験がある人の中には、就寝時間を心待ちにできない人もいるかもしれない。わかる。私はそういう患者を常に見てきている。それを踏まえた上で、私はまた、早朝に窓から差し込む最初の日差しを感じる時のあなたの気分を変えたいとも思っている。この本はあなたがふたたび睡眠を受け入れる（いや、それどころかむしろ愛するようになる）のに役立ち、夜の深まりとともに積極的に眠りにつくための方法を紹介する。あなたは、きっと睡眠をまた好きになるだろう。睡眠は誰でも無料で手に入れられるものである。

年齢に拘わらず、この本はあなたの日常の習慣に改革を起こし、よりよい睡眠でより健康に、そして明らかによりよい生活を送るための、新しい旅を支援するだろう。今夜だけではなく、一生涯続く旅の支援である。特に今はコロナ禍を経験したところで、仕事でもプライベートでもいろいろなストレスが私たちの睡眠に悪い影響を及ぼしている。それによって睡眠リズムは乱れ、免疫力は低下し、ウィルスへの抵抗力がもっとなくなってしまう(コロナ禍の全世界の睡眠への影響は、第8章を参照)。

そして、私はまたもやこの本を手に、(ある意味)再びドアをノックしている。読者に予防医学の意識を広め、人々を教育し、この睡眠医療がもっと注目され、次世代の優秀な頭脳を活気付けることを願っている。ただ今回は、ポリオワクチンの効果を説く代わりに、睡眠についてである。私にとって、いつも根底にあるのは睡眠なのだ。

あなたは1350万回の素晴らしいい変化に驚くことだろう。本当に質のいい睡眠をとる心の準備はできただろうか？　目覚めた時には夢のような世界に変わっているだろう。

アビヒナブ・シン——睡眠の見張り番

第1部

睡眠の謎を解き明かせ

第1章 睡眠——永遠の謎

睡眠よりも、よい時間と状態を与えてくれるものがあるだろうか——睡眠の見張り番

夜を昼間に変換

当時は誰も気付かなかっただろうが、1882年9月4日、時計の針が午後3時を指した瞬間、睡眠の最大の敵がこの世に出現した。[★01]

その敵とは、今や生活に欠かすことのできない電灯だ。晩夏の名残がある暑い午後、パール街発電所のスイッチをトーマス・エジソンが押したその瞬間にそれは起こった。パール街周辺、マンハッタンの一画が初めて照らされたその瞬間、電灯によって私たちの生活様式すべてが一変してしまった。日常生活、仕事、旅行、食事、娯楽、そして、もちろん睡眠も。

いまや経済すべてに電気が供給され、大都会を照らし、設備さえあればアメリカンフットボールのナイトゲームも観戦できる。しかし、この素晴らしい発明にも、裏があった。それが敵となる側面である。電灯はメラトニンを抑制し、体内時計を狂わせ、身体から睡眠を奪う。その睡眠は、私たちが生きるために必ず行う必要のある大切な生体反応の一つである。残念ながら、最近になるまでこのことは重要視されてなかった。そして何世代にもわたって、睡眠をおろそかにしてきたのである。しかし、ようやく研究者たちはその謎を解き明かすヒントをつかんだ。脳に与える影響、心臓に与える影響、そして、身体全体への影響、心身ともに健全に暮らすためには、睡眠が如何に欠かせないものかを。

かつて人々は、電灯やスクリーンが発展するにしたがい、それらに支配されながらも、可能な時間だけ睡眠をとってきた。街中に巨大スクリーンが登場し、テレビが茶の間に君臨するまでは、ほとんどの人々は夜明けとともに起き、日没とともに就寝するという自然のリズムで暮らしていた。人々は明るくなると目覚めて身体を伸ばし、暗くなると眠りに就いた。その発明前、第16代米国大統領エイブラハム・リンカーンも、薄暗い蝋燭の照らす中で遅くまで仕事をし、不眠症だったことは間違いない。特に南北戦争時代には眠るのに苦労したという記載が残っている。[★02] 世界から電灯がなくなると、間違いなく一日でできる仕事量は激減するはずだ。産業革命後、電灯の大規模な産業化の前までは、人々は、おそらく今より毎晩一時間以上、快適な睡眠がとれていたことだろう。それは、一年で換算すると３６５時間以上になる。

日々の診療の中で、患者が電灯から有害な影響を受けている実態を私は肌で感じている。私たちは毎日毎日、一生懸命働いて家族を養い、仕事で成功しても、その成功を手に入れるまで生産性と娯楽を睡眠と引き換えているのだ。そしてその代償は恐ろしい。

私の患者の一人、ジェームスを紹介しよう。彼はとても有能で素晴らしい宝石商であり時計職人でもある。一般的には、睡眠に問題があると、たいていは自分でいろいろ試して、それでも効果が得られず、ラチがあかなくなってから、私のような睡眠専門医を訪ねてくるものだ。多くの場合は、いびきである。ジェームスも、まさにそうだった。

毎晩、ジェームスは午後10時に床に就いていた。しかし、うつ伏せになったり寝返りをうったりで、悲しいことにずっと目がさえていた。時計を見ると午前2時や3時になってしまっている。そして午前6時には目覚まし時計が遠慮なく鳴り響き、叩き起こされる。彼は一日たった3時間しかきちんと寝られず、重度の睡眠不足が生活面でも問題を起こし始めた。彼が私を受診した時には、かなりボロボロの状態だった。常に疲弊しているのに眠れない、そんな感じだった(疲労と睡眠とはきちんと区別しなくてはならないが、後にこの本の中で詳しく説明する)。ジェームスは不安症、鬱病、注意欠如障害と診断されていて、胸痛のため他の医師からの処方薬を内服していたが、健康を取り戻すためにと内服していた薬が、彼をむしばんでいたのだ。

すぐに私は、なぜ彼が毎晩寝られないのかがわかった。ジェームスはとても高級志向の強い顧客層に対応しており、高価な宝石類は細心の注意を必要とする手作業での修理や工程が必要なのだ。午後7時閉店だが、翌日までに仕上げなくてはならないため、その後も明るく煌々と光る灯りの元で、拡大鏡を覗いて集中してその日の作業を続ける。日没で暗くなるのに反して眩しい環境で指輪やネックレスを美しく仕上げる。彼の目や脳は拷問を受けているようなものだ。当たり前だが、夜に何時間も電灯の元で目を見開いていた後には身体が眠る態勢に入れないものだ。

私はジェームスと一緒に一日の行動を分析し、夜の行動を考え直し、睡眠習慣をリセットするためのプランを始めることができた(そのプランについては第10章で説明する)。彼は私の助言を聞き入れ、今はかなり改善している。

ジェームスがひとたび生来備わっている睡眠の能力を再発見すると、健康状態は改善した。そして、何よりもよいことは、他医からの処方薬が必要なくなったのだ。彼の話から学べるのは、私たち皆が、「よくなるためには、寝なければいけない」ことだ。睡眠は治療(Sleep to Heal)ということだ。もし、毎日のこの大切な治療が行われない時には、身体が合図を出して知らせてくれるだろう。

あなたが今この本を手にしているということは、質のよい健全な睡眠が足りていないと自覚しているからだろう。おそらく、あなたはもっと睡眠をとらなくてはと思いながらも睡眠をなおざりにしているだろう。そういうものだ。私たちの世界では往々にして、寝る間を惜しんで仕事することが美談として語られてきた。一方で、ゆったりとした生活をしていると怠け者のように捉えられる。毎晩、睡眠に悪影響をもたらすような選択肢が文化的に受け入れられていて、私たちは、そうしたものを選ばなくてはならない。そして、それが習慣として根付いてしまう。真夜中に電子メールを確認する？　もちろん！　夜中2時まで映画を見る？　当たり前！　ニューヨークのマンハッタンで夜通し過ごしてみる？　待ちきれない！

毎日8－10時間の睡眠が古臭い？　そう思う？　もし、ずっと寝ていたら何もできない？　一生涯のうちに1000以上の特許を取ったエジソンでさえ、睡眠を「洞窟での生活から受け継いだもの」と言ったとされている。このことは、ジェームズ・マース著のベストセラー Power Sleep（邦訳『快眠力――パワースリープ』井上昌次郎訳、三笠書房、1999年）にも記述がある。[03]

エジソンはこうも述べている。「とにかく、この地球上で、睡眠なんてほんとに馬鹿らしい。でも、よく考えると違うのだ」

自然が生み出した間違い？　いや、策略か？

アラン・レチシャッフェン博士（1927－2021）は、世界の睡眠研究の第一人者だったが、1978年に、「もし睡眠が生命活動に関与していないのであれば、進化の過程での最大の失敗である」[04]と言っている。彼はシカゴ大学の睡眠研究室で、ラットの観察をしているうちに驚きの事実を多数発見した。そ

の中の一つは、睡眠不足のラットは２－４週間で死んでしまうということだ。[★05]

進化過程での失敗なのか？　まず赤ん坊を考えてみよう。生まれた時から、生きるために不可欠な二つの自発的な行動が自然に組み込まれている。一つは摂食能力、誰もそれを教えないのに知っている。そして、二つ目は睡眠能力である。私たちは、赤ん坊がどんなに眩しくてもどんなにうるさくてもスヤスヤ眠っているのを見て知っている。この二つの行動は、私たちが存在する上で、非常に重要なものなのに、どうして自然は、母親や家族がそんな大切な行動を教える機会を作らなかったのか？

いや、睡眠はどうも進化とはほとんど反対の方向に向かっているように思える。進化とは、種の保存、子孫を残すために起こるものだ。言い換えれば、自分たちの仲間を増やし、食糧を集め、殺されないことである。自分の種を絶やしてはならない。しかし、睡眠中は、それらの行動ができない。一日８－10時間、寝ている者は無防備になる。その間に襲撃にあうと自分も家族も守ることができない。寝ている間には食べることもない（もちろん、夢遊病の患者の中には夜中に冷蔵庫を襲い、数時間食べている人もいるが）。

それでも、私たちは眠る。私たちは人生の約３分の１を睡眠にあてている。理想は合計１３５０万分だ。

これは人間に限って備わった不思議な行動ではない（考えすぎたり、マカレナダンスを踊ったりするのは、人間特有であるが）。ほとんどの動物が何かしら睡眠の習慣を持っている。もしくは、少なくとも仮眠する能力を備えている。ツチブタからゼブラフィッシュまで、動物王国のすべての種が睡眠をとる。昆虫でさえ

人間のみが、睡眠を後延ばしにしようとする動物である。たとえ、そうすることが一番よい結果を生む選択ではないとわかっていても。

も寝る！　立ったまま寝る動物もいれば、波の下、海中で居眠りする動物もいる。穴を掘ったり木の根元にお気に入りの場所を見つけたりする動物もいる。空を飛んでいる間に目を閉じて寝る動物もいるのだ。このような、本来持つ機能を修復し復元させるための行動を睡眠と呼ぶが、すべての動物がこれを行っている。そして私たち人間と同じように、陸上に住む動物や鳥のほとんども、レム睡眠をしている。このレム睡眠とは、いくつかある睡眠の段階の中で夢を見ている段階である（レム睡眠については第4章で詳しく述べる）。

科学者は、マナティーやアザラシ、そしてイルカやクジラ、ネズミイルカなどのクジラ類を研究することで、睡眠について非常に興味深い結果を得てきた。イルカはどのようにして眠るのか、などと考えたことはあるだろうか？　私たちと同じように、イルカは哺乳類で、空気を利用し肺呼吸している。だから、もし海中で何時間も寝てしまうと溺れてしまう。米国カリフォルニア州立大学ロサンゼルス校（UCLA）、脳科学研究所のジェローム・M・シーゲル博士は、イルカが寝ている間には、脳の半分しか睡眠をとっていないことを発見した。この異常適応は、半球睡眠とも呼ばれるが、つまりは、夜間に海中にいるのであれば、脳の左半球が睡眠をとり、その間右半球は起きて、呼吸をしているということだ。夜半を過ぎると左右の役割を交替、という睡眠の方法だ。

半球睡眠のおかげで、この海を愛する独特な哺乳類は、人間と同じように一日8時間睡眠をとりつつも、片方の目を開けて起きて呼吸できる。同じような適応は、渡り鳥にも見られる。何千キロもの距離を寝ながらも正しい方角に向かって飛び続けられるのだ。その呼び方でいうと、人間はそれとは対照的に全球睡眠をしていると考えられている。

メラトニンは、睡眠ホルモンとして一番よく知られているが、人間においても動物においても睡眠周期を助ける。人間は夜に寝るように設定されている。夜になると、その暗さによって身体が自然にメラトニンを産生し、身体に夜だと知らせ、寝る準備をさせる。一方で、ネズミ、コウモリなどの夜に活動的になる夜行性動物はどうだろうか？　この場合、まったく逆の仕組みになる。夜行性動物はメラトニンによって活性化される（人間がリラックスするのと反対の効果を持つ）。そして、私の愛猫、ミリーとレオのように、夜になると起きて走り回ってネズミなどを捕まえたり、夜が明けるまで遊んだりする。この睡眠周期では、日中には狩りをせず休んでゴロンとして、夜のためにエネルギーを保存している。

自然界の不思議なところで、睡眠には矛盾もあり、睡眠は私たちが生き延びるための行動にも協力する。つまり、絶え間ない外からの要求がある時には、この睡眠という自然現象は作動しない。仕方がなく覚醒し始めて、その重要な

敵のご馳走になるのを避けるために、キリンは毎日たった2、3時間しか睡眠をとらない。しかもいくつかに区切って寝ているとされている。一方で、1996年の動物園のキリンの有名な研究では、敵から身を隠す必要がない場合には、この優しい巨大動物は、細切れながらも一日に4・6時間も寝ることがわかった。★06

ことを始めるしかないのだ。

とにかく、誰が睡眠なんか気にする？

ここまで現代医学が進んでいるのに、私を含む科学者や研究者が、なぜ睡眠に関して、ほとんど何もわかっていないのかという問いに対する答えの一つとして、睡眠は無視されてきた分野だったということがある。たとえば、１９２１年にインスリンが発見され、この画期的な発見は、糖尿病患者の寿命を延ばし、彼らの生活を劇的に改善した。そして、１９２８年には、ペニシリンが、はじめての抗生物質として発見された。それをきっかけに１９４０年には現代医学が世界規模で発展し、世界中に広がった。これらの発見は１００年ほど前のことであるが、一方の睡眠医療では、「レム睡眠」が１９５３年になってやっと発見されたのである。★07 どうして、こんなにも長い間、健康に関する大切なことを見過ごせたのであろうか？　私たちは、いまだに、睡眠の一角を少し削ったにすぎない。なぜか？　蓋を開けてみると、あまりにも多くのことが一度に働いているからであった。

▼睡眠に対する偏見の普及

１９８０年、元イギリス首相マーガレット・サッチャーがこのように語ったと言われている。「睡眠は弱者のためにある」と。これは、ヤフーの元CEOマリサ・メイヤー（グーグルの20番目の社員とも言われている）も共有する態度だろう。メイヤーは一週間に130時間働いたと言われている。[08] 国際チャーチル協会によると、元イギリス首相ウィンストン・チャーチルは、第二次世界大戦でブリテン軍を勝利に導いた際、夜通しで働き続けたが、睡眠不足を補うために午後の昼寝は優先的に行っていたという。エジソンは1914年にこう言ったと伝えられている。「なぜ、人間がベッドに行かなくてはいけないのか、まったくその理由はない」。[09] 一方で、ライバルの発明家、ニコラ・テスラは一日に2時間しか睡眠をとっていなかったと言われている。[10] インド首相ネランドラ・ムディ氏は一日に20時間働いていたと言われている。[11]

こうなると、睡眠の時間はほとんど残っていない。近年でも2019年にコメディアンのスティーブ・ハービーはこう言っている。「裕福な人間は一日8時間寝ない」。おそらく、今でもこの衝撃的なビデオはオンラインでも見ることができるだろう。

社会では、裕福で名声を手にし、力を得たリーダー、CEO、そして、影響力のある人に対して、皆があまりにも敬意を払っている。だからもし、彼らが、睡眠をとろうとする者に対して、無能だとか弱者と言って見下すようになると、私たち皆の行動や信条にも影響が出る。

▼目指せ！ 完璧な兵士！（そうなってはいけない！）

日没後の時間帯は、睡眠が攻撃を受ける際の一番無防備な状態であった。歴史上の戦争では、独立戦争のさなかのパオリ虐殺などでは、寝ている間に殺されてしまったと言われている。眠気に耐え、朦朧としているアメリカ軍が、イギリス軍から襲撃を受けたのだ。しかし、特に20世紀には、テクノロジーが発達して、暗闇でもすぐに灯りを点けることが可能になり、昼夜を問わず常に戦い続け、最低限の睡眠しかとらず疲れを見せない「完璧な兵士」という理想像が広がった。これは戦場で密かに語られていたことであるが、１９００年－２０００年の戦争では、誰でも夜を支配できた。陸・海・空にいる「完璧な兵士」をサポートする最強の武器を手にした者に「夜」という概念はなくなった。

患者の中には戦場から戻った者も多いし、戦争で勝利するために睡眠を犠牲にすると何が起こるのかも目の当たりにしてきた。戦争はその代償として精神的にも肉体的にもかなりの困難を強いる。そして睡眠こそがまさにそれだ。私の患者の中にはアフガニスタンの湾岸戦争の第一線で戦ったという人もいて、極度の睡眠欠如について話してくれた。日中はずっと起きて戦い、夜もほとんど半分起きているようなもので、夜間の奇襲空爆により驚き避難する日々だった。結果として何か月も、いや、その後何年間も任務に就いていない時でも、睡眠障害に悩まされるようになった。そしてそんな彼らが家に戻ると、皆と同じような睡眠妨害に遭う。社交義務、テレビ、ソーシャルメディア、睡眠中に邪魔してくる子供たち等々。それに加えて戦場での絶え間ない緊張と重圧に耐えた経験があるのだ。「完璧な兵士」を求めてくる高度な命令は忘れられない。

▼技術的限界

もう一つの睡眠研究の障害は、技術が根本的に欠如していることである。１９２０年代になって、ドイツの精神科医ハンス・バーガーが、人間の頭に電極を付けて脳波を測定することを思い付いた。これが初めて、脳の電気信号を目の当たりにした時である。彼はそれが何を意味するかはわからなかった。そして、それは一世紀経った今でもまだ謎である。１９５０年代になると、研究者たちは睡眠脳波を発見し始めた。

しかし、デジタル時代ではない時代に、このようなデータを測定することは、非常に根気のいるものだった。すべてが紙面に記録されている莫大な量の紙が毎晩消費された。想像できるだろうか、たとえば何百人もの患者に夜間８時間の脳波検査をすることを。その検査後の紙の山の中に研究者は飛び込んで、それらをすべて確認し、その中の相違点を見つけて解析し、結果を報告しなければならない。

当時、睡眠研究は、単に時間を浪費するだけではなく、魅力もなかった。ちょっと考えればわかるだろう。誰が睡眠研究に身を捧げようと思うだろうか。怠惰でやる気のない人の無駄な慰みのために。もちろん、科学者の中には心の導くままに情熱を持って取り組んだ者がいるが、決して仲間は多くなかった。それは、今現在も同じである。米国睡眠医療学会によると、２０１７年、学会認定の睡眠専門医はアメリカで７５００人しかいない。[★12] 私は幸運なことに、この学会の一員である。また、この学会公認の睡眠医療分野において素晴らしい業績をあげ、患者を診ているフェローはわずか２０００人しかいない。

私はこのフェローであることにも誇りを持っている。

デジタルが革新的進歩を見せた今、事態は少しずつ改善してきている。今では検査結果をデジタル化して、より容易に解析することができる。必要なだけ情報を集め、解析し、そのデータを、自分の処理しやすいように移すこともできるのだ。さらに、1990年代からはまさに前途を見据えた睡眠研究が行われるようになった(「睡眠研究の歴史」の表で20世紀からの発展について年を追って見てほしい)。

睡眠研究の歴史と主な発見

1924年	独精神科医ハンス・バーガーが睡眠脳波を発見
1953年	シカゴ大学でレム睡眠を発見
1965年	睡眠時無呼吸症候群の発見[1]
1970年	睡眠医療の父ウィリアム・デメントが世界初、睡眠研究室をスタンフォード大学で開く
1972年	いびきの血中酸素濃度や血圧への影響を発見
1993年	睡眠不足による国民の健康被害の懸念が上昇、国立睡眠障害研究センターが設立
2005年	睡眠不足が血糖制御能に関与[2]
2013年	睡眠中に毒素が脳内から洗浄される[3]
2017年	体内時計(睡眠覚醒周期)を司る遺伝子発見、ノーベル賞受賞
2018年	睡眠不足が脳内βアミロイドと関与(アルツハイマー病との関連)[4]
2019年	睡眠中デルタ波が長期記憶を固める[5]

[1] Richard Jung and Wolfgang Kuhlo, “Neurophysiological Studies of Abnormal Night Sleep and the Pickwickian Syndrome,” Progress in Brain Research 18 (1965): 140–59, https://doi.org/10.1016/S0079-6123 (08)63590-6. [2] K. Spiegel, K. Knutson, R. Leproult, E. Tasali, and E. Van Cauter, “Sleep Loss: A Novel Risk Factor for Insulin Resistance and Type 2 Diabetes,” Journal of Applied Physiology 99, no. 5 (November 2005): 2008–19, https://doi.org/10.1152/japplphysiol.00660.2005. [3] L. Xie et al., “Sleep Drives Metabolite Clearance from the Adult Brain,” Science 342, no. 6156 (October 18, 2013): 373–77. [4] E. Shokri-Kojori et al., “β-Amyloid Accumulation in the Human Brain after One Night of Sleep Deprivation,” Proceedings of the National Academy of Sciences 115, no. 17 (April 24, 2018): 4483–88, https://www.pnas.org/doi/full/10.1073/pnas.1721694115. [5] CNRS, “A New Discovery: How Our Memories Stabilize While We Sleep,” ScienceDaily, October 18, 2019, http://www.sciencedaily.com/releases/2019/10/191018125514.htm.

▼いびきについての誤った解釈

睡眠に関する知識不足のため、今でも間違った噂が広がっている。街中の広告、漫画、映画、そして、他の表現媒体でも、睡眠にまつわるものがあれば、子供時代から今までどうであったかを思い出してほしい。あらゆるメディアの場面においていびきをかく、ということは、深く身体を休めるような睡眠を生むものだとされているが、真実はまったく逆なのである。これまで、ずっと逆の考え方をしてきたなんて、まったくもって信じられない。そして今でも、世界中の社会すべてがこの「毎日のいびきは普通のことで、ちょっとうるさいけど、正常だ」という考えを受け入れている。残念ながら、現実は、いびきは、身体全体が治さなくてはならないほどひどい健康状態であるということを意味する。

この過去150年間を一言で表現すれば、そう、まさに最悪の状況だった。「完璧な兵士」という理想の考えから、睡眠を見下したり、非難しさえする世界のリーダーや著名人、いびきに対する基本的理解への技術的妨げや、はたまた文化的な誤認に至るまで、なぜ人間が睡眠について研究し学ぶ意欲が湧かなかったのかが、ようやくわかるようになってきた。私の見解では、睡眠こそが健康を支える最も過小評価されている柱に違いない。今から50年後に、過去を思い起こして人々はこう言っているかもしれない。「なんてこった、この睡眠というプロセスを正しく理解できるようになるまで、200年間もかかったなんて、きっと居眠りしていたに違いない！」

夢の実現

今、ついに、私たちは正しい方向へ進みだした。そして、それこそが私がこの情熱を注いでいる本を書こうと思った理由の一つでもある。あなたのような人々を毎日助けている睡眠専門医からの言葉を綴った本である。インディアナでの私の多忙な外来診療以外でも、睡眠研究の科学者は、かなり速いペースで起きた近年の偉大な発見のおかげで、ニュースの見出しを飾る功績をあげている。たとえば、2017年のノーベル賞生理学医学賞が、体内時計に関する研究成果をした三人の生物学者に授与された。睡眠と覚醒のリズムを制御する仕組みを分子生物学的に解き明かし、地球の大回転に適応するのにいかに役立ったのかを発見したことが評価された。

さらに、多くの著名人や流行り文化の象徴的存在の人まで、アリアナ・ハフィントン（コラムニスト）やグウィネス・パルトロー（人気女優）からレブロン・ジェームズ（NBA、全米バスケットボール協会、選手）にトム・ブレイディー（元NFL、全米フットボール協会、選手）に至るまで、睡眠がいかに生活の中で重要な役割をしているか、睡眠が幸福、創造力、演技や試合、そして、成功にいかに影響を与えるかを語り始めた。睡眠はいまや、史上初めて、そして、これからも永遠に、特に主流な文化の中で、最も流行りのものになった。

どうやってここまで改善できたのだろうか？　どのようにして、この睡眠という、まだすべてが解明されたわけではないものの、生物として生命を維持するための機能が、普遍的に軽視される立場から、皆が声高に語り始めるところまで飛躍することができたのだろうか？

私たちがこの旅路で決して目的を見失うことのなかった理由の一つは、夢に対する好奇心を持っていたことである。それが、睡眠が魅力を失うことのない唯一の側面だ。アリストテレスが古代ギリシャで睡眠と夢について哲学的に論じたことを私たちは知っている。２０００年以上経過してから、ジークムント・フロイトが、１８９９年に彼の理論を『夢判断』（高橋義孝訳、新潮社、１９６９年）で発表した。夢は私たちを虜にする。皆がいつも夢を持ち、そして、おそらく、これからも夢を持ち続けるであろう。古代から、私たちはその夢の背後にある内面的な物を理解したいと願ってきた。

夢というのは奇妙だ。亡くなった親戚に会っている場面が現実のように見えたり、モンスターに追いかけられたり、困難な問題を解決したりする。時には、特になんの意味もないようなありふれた日常の夢を見たかと思うと、とてつもなく壮大な夢を見たりもする。私の友人は、一夜の夢で、妊娠から出産、そして、その子供を5歳まで育てる過程を隅々まではっきりと詳細に描き出した夢を体験したことがあるそうだ。そして、目覚めてしまって、とても悲しかったと。

私たちは皆、夢を体験する。一晩に3－5回の夢を見るが、起きると、そのほとんどはすぐに忘れてしまう。だから、この夢の魅力は果てることがない。答えを求める行動が私たちを自然に、睡眠医療の最新の発見まで導いてくれた。第二次世界大戦が終わり、私たちは自分自身の時間をより多く持つことができるようになって以来、研究者たちは、ついに、睡眠、夢、不眠症などの課題に対する研究に自分の時間を捧げる時間が増え始めたのだ。レム睡眠(REM, Rapid Eye Movement、睡眠中のこの段階で夢を見る)が1950年に発見されたのは、快進撃だが同時に不条理なこともあった。これらの発見はすべて研究室で起こったのだが、研究室は、誰も健康のために睡眠をとろうとはしない場所だったのだ。

今私たちは睡眠が重要であることがわかっている。1990年代から、数多くの興味深い発見が相次ぎ、これまで私たちが考えてきた睡眠に対する見解が根底から覆えされ、そして、まだ出口の見えない謎がどんどん溜まってきた。睡眠中に何が起きているのか？　脳波は何を意味している？　脳波を変えることはできるのか？　脳波を大きくすることができるのか？　私たちは、睡眠や睡眠不足が本当に驚くほどさまざまな様式で、健康に影響を及ぼしているのを知っている。血糖値異常、アルツハイマー病発症、免疫の機能

著名人の睡眠時間、誰が正しい？

睡眠時間	著名人	睡眠時間	著名人
4時間	マドンナ	8時間	ディーパック・チョプラ アリアナ・ハフィントン リン－マニュエル・ミランダ ビーナス・ウィリアムズ
90分の仮眠を5回／日	クリスティアーノ・ロナルド		
4-6時間	ビル・クリントン マーサ・スチュワート	8-9時間	ジェーン・フォンダ
5-6時間	リチャード・ブランソン ルーシー・リュー	10時間	グウィネス・パルトロー
		11-12時間	ロジャー・フェデラー
6時間	イーロン・マスク	12時間	レブロン・ジェームズ
7時間	ビル・ゲイツ	15時間	マライヤ・キャリー

＊大手メディアの記事からの推測であり、変わる可能性もある。

異常、不本意な体重増加、心臓の調子の異常、不安状態を引き起こしたり、事故やミスを起こしやすくなったりする。枚挙にいとまがないが、科学者たちは、まさにそれらの研究を始めたところだ。

伝えたいポイントは？　好ましくない睡眠状態は、好ましくない健康状態を意味する。つまり、こんな美しい地球上において、量も質もよくない、見劣りした人生を送ることになるのだ。

睡眠は誰にも関係することだから、今から10年間に爆発的に睡眠科学分野の発見がされるだろう。猫、乳児、そして、先鋭部隊兵士、誰にとっても、睡眠不足になる可能性はある。まさにパンデミックの時に、誰も容赦されなかったように、誰もが睡眠不足に耐性がない。老若男女、貧富を問わず、健康でも病気がちでも同じだ。

すべての人間にとっての身体全体の健康と睡眠との関連性に気付き、私ははっきりと目が覚めた。私が睡眠専門医だからではなく、私が内科医で予防医学にただならぬ関心を持っているからである。睡眠は、誰もが必要であり、そのためにすぐに工夫できるという点で特別である。私たちは皆、自分自身の睡眠を守らなくてはならない。幸いにも睡眠の習慣を変えることは可能で、誰にでもできる。実際にこの本の中で、その方法を紹介していこう。

自分自身の睡眠エレベーターの中に足を踏み入れてみよう

第2章では、個人自身の内面だけでなく所属する社会全体の中でも、睡眠不足が招くさまざまな問題を細かく提示するが、そこへ進む前に、次の考えを心に留めておいてもらいたいと思う。

睡眠を一つの睡眠エレベーターだと考えてみよう。このエレベーターは8階まで行くことができる。それぞれの階は1時間毎の睡眠である。最後の3階部分(最後の3時間の睡眠)が最も重要である。でも、規則がある。それは、初めの1階から5階まではちゃんと通らなくては上の階には辿り着けない。つまり、飛び越すことはできないのだ。初めの5階までは不可欠な要素を表している、つまり毒素の除去、筋肉や身体の修復、そして、その他にも体の回復や維持するために不可欠な機能が働くと想像してみよう。6階から8階では感情の制御や創造力の開花、夢の展開、記憶の整理と保持、そして、神経可塑性による変化が行われる。私を信じて。そうすれば、その前の階で降りて、それより上階に行かないなんて思わないだろう。

しかし、かなり多くの人が上階に行かずに降りてしまっている。不眠症やストレスの多い仕事に睡眠時間を奪われている人もいる。仕事に創造力を必要とする人、たとえば芸術家、音楽家や作家は、睡眠を十分にとらないということで知られている。ところがその最後の2、3時間の睡眠が最も実りある時間なのだ。もし、睡眠エレベーターの1階から5階までしか行かないのであれば、その最後の3階分の重要で恩恵を受けられる3時間を失っているのだ。この本の最終目的は、毎日、一人ひとりが、この睡眠エレベーターの最上階まで行くのを助けることである。そうすれば、あなたは最高の気分で、自分が健康であるという恩恵を受けられるだろう。

第2章

睡眠不足の隠れた真実

睡眠不足は睡眠不足。取り戻すことはできない——睡眠の見張り番

私が睡眠科学を生涯の仕事と決めるずっと前、ほんの子供の時には、ある個人的な理由で睡眠不足が私の生活を脅かしていた。私の生活だけではなかった。私の家族全員、いや、さらにはインドにいる仲間たちまで、その多くが、そういった影響を感じていた。

それこそが睡眠不足にまつわる辛い事実だ。結果として、私たち皆が影響を受け、誰も逃れることはできない。ときに、悪いことは連鎖して起き、睡眠不足は、たった一瞬で何千人もの人々に影響を及ぼす可能性がある。

私は今でも、その1984年12月3日の寒い朝のことをありありと思い起こせる。当時私は5歳で、あと2、3日で6歳になることが嬉しくてしかたなかった。その日、穏やかでない電話がかかってきた後、すぐに鞄に荷物を詰め、慌てて仕事に出かけて行った父の姿をはっきり覚えている。私はものすご

く不安だった。なぜなら、私はその歳でも、大事件が起きたに違いないことを感じとっていたからだ。

その時、私の家族はイタルシという、インド中央のマディヤ・プラデシュ州で鉄道の路線が集中する経済的にも重要な都市に住んでいた。父はインド鉄道で、地域の機械技師担当責任者として働いていた。だから彼は緊急時呼び出し要員だった。父は部下の技師と共にジープに飛び乗り、北に１００キロほどの州都ボーパールに到着した時、世界で最悪の工業災害の一つとなったその中心地に向かって真っすぐ進んでいることにまったく気付かなかった。

父はニューデリーの本部から、「電車が動かない。その電車はインド鉄道の役員が乗った特別な列車なので、現地に行き、何が起こっているのかを確認するように」と言われていた。携帯電話もない時代だったし、誰もまだその事態の重大さを知ることができなかった。

彼はチームを引き連れ、ボーパール駅に飛び込んで行った。そして、まさに最悪の事態が起こっていることを認識した。息絶えて胃袋がパンパンに膨れている牛が道路に列を連ねていた。と、突然父は咳き込み始めた。目がじりじりと痛んだ。悪臭が辺り一帯に漂っていた。誰かが、やっとのことで、大量の化学物質が漏れ出たことを知らせてくれた。そして、父は列車内で困っていた幹部に水や食べ物を運んだ。どうにかして、また列車は動き始めた。父は、応援部隊が到着したのを確認して、その夜遅くに私たちの待つ家に戻った。そして、大事件の話をしてくれた。

間もなく、情報が入った。12月3日の真夜中、街中の皆が寝静まった頃、およそ45トンの毒性の強いメチルイソシアネートのガスがユニオン・カーバイド殺虫剤工場から漏れ出て、約40キロ四方一帯に広がったということを皆が知ることになった。はっきりとした数はわからないが、５０００人以上が、そのすぐ後の余波で、亡くなった。そして、その数はどんどん増え、最終的には少なくとも1万５０００人が死亡したとの報告がある。[★01] 50万人以上が影響を受け、麻痺から慢性気管支炎に至るまで、さまざまな健康被害に苦しんだ。[★02] ボーパール化学工場からの毒性ガス漏出事故の悲劇の背後にあった真の原因は、はっきりとはわかっていないものの、後になって発表されたのは、超過勤務の雇用者が任務に就いており、疲労からくるミスだったのではないかということだった。私の父は運が良かったほうだ。咳はしばらくして治まったからだ。

睡眠不足の合図

睡眠不足になるとミスを起こしやすくなることは誰でも知っている。ぼーっとして、コーヒーカップを床に落とすくらいの単純なものから、怖いことに、運転中に車道中央線を越えてしまったり、不本意に誰かを轢き殺しそうになったりすることまで起こり得る。個人でも社会でも、睡眠を多くとることにもう少し真剣に取り組めば、予測可能なこのような事故が数多く起こることもなくなるだろう。

それではここで、睡眠不足の兆候として留意しなくてはならない身体の症状について、少し話してみよう。あなたが考えているよりも、もっと多くの問題があるはずだ。自分は十分に睡眠をとっていると思っている私の患者の多くは、自分がまだまだ睡眠時間が足りていないことがわかって驚いている。

私の患者の一人、ウィルを紹介しよう。彼は自動車機械工で、私のところにやって来た時には、ぼろぼろにくたびれていたが、当初は毎日7時間半の睡眠をとっていると話してくれた。11時に布団に入り、6時半に目覚め、7時までまどろんでいる、と。そう悪くはない。まあ、もし、彼が日中にひどく疲労感があったり、頭に霧がかかったような感覚がないならば、そうだ。私は彼にいろいろな質問をして、その問題を掘り下げていくと、たちまちその原因がわかった。

私たちは、たいがい、睡眠を十分にとっていると思っている。ベッドに7、8時間いる、それで十分なのだろうか？　いや、必ずしもそうではない。ウィルは11時に布団に入っていた。しかし、一般に人は休息となる深い眠りに就くまでに20分かかり、目覚めるのに10分かかる。この合計30分は睡眠時間とはならない。また居眠りしても実際には睡眠をとっていることにはならない。つまり身体にとっては役に立っていない。居眠りは、ちょうど覚醒と睡眠との間をさまよっているだけなのだ。だから、ウィルの7時間半は実際には6時間半になる。そして、彼は夜中に2回トイレに起きると話してくれた。だから、休息のとれる深い眠りに戻るのに、その都度

> 車を運転すると考えてみよう。穴やくぼみだらけの状態の悪い道路を5日間走って、2日間は滑らかな道路を走る。さて、車が受けたダメージは修復されるだろうか？　無理だ。同じようなことが、平日は睡眠不足でいながら、週末に寝溜めをする人に起こっている。

20分を費やさなくてはならない。そうすると、いまや、彼の睡眠時間は5時間50分になってしまう。これでは、身体と心の健康を保つための癒しの眠りには十分ではない。

ウィルは毎晩これを繰り返して、週末には遅くまで寝る。しかし、それでも週末に睡眠不足を補うことはまったくできない。実際に、ウィルは疲労感を強く感じていた。かかりつけ医は、最終的に甲状腺を調べて、他の病気を見つけ出して診断をつけ、薬を処方してしまった。本当に必要なのは単に「睡眠不足」という問題を解消すればいいだけだった。私は、ウィルに治療プランを手渡して、とりあえず3週間様子をみるよう伝えた。3週間というのは、睡眠スケジュールを自然な元の状態に戻すのに必要な期間である。その後ウィルは私の指示に従い、最終的にはかなり状態が回復し、気分もよくなった。

なぜ、3週間なのか。これは適当に決めたのではない。3週間というのは、科学的に、脳がネットワークを改変して新しい習慣を身に付けるのに必要と、証明されている期間なのだ。だから、3週間にわたって十分な睡眠をとりその恩恵を体験し始めると、その習慣を続けようという動機付けにもなるのだ。嘘だと思うのなら試してみるといい。

睡眠不足には急性と慢性の2種類ある(ちなみに、ウィルは慢性睡眠不足だった)。急性の睡眠不足は、寝なければならないのに、そうしない場合だ。たとえば試験の前夜に遅くまで寝ずに勉強をしたり、仕事で夜間勤務に入ったり、友人のお祝いで遅くまで出かけたりする時である。急性の睡眠不足は、本当は寝なくてはいけないとわかっていても、寝ようとしない場合に起こる。身体はさまざまな形で不調を訴え始める。たとえば、だるさ、反応の鈍さ、高血糖、頻脈、理解力低下、判断力の低下などが起こる。

身体は、あなたに注意喚起をしようともする。「もっと睡眠が必要だ」という身体からの合図には次のようなものがある。

- すぐに眠くなり頭が垂れてしまう
- 眼の下のクマ
- 枕を頭に当てると瞬時に眠り込む
- 日常生活において、元気がでない
- 眼を開けてられない
- 運転中、知らない間に車線をまたいでしまう
- 目覚めが悪い、起床時に疲れている
- 頻繁にでるあくび
- 会議中の居眠り
- イライラ感の増悪

絶対に家では試さないで！

人が眠らずに起きていられた時間で、これまでの最長記録は、11日と25分である。これは、1964年に学校の科学プロジェクトで、17歳のランディ・ガードナーが打ち立てた世界記録である。その後に何が起こったか？　彼はその後14時間眠り続け、以降は何の悪い影響もない様子で、日常の生活を送ったそうだ。しかし、彼は晩年になってから不眠症に悩まされたという。[★03]

急性かどうかを見極める指標は、あなた自身が、睡眠が必要と感じているかどうかである。急性睡眠不足は、寝不足が続いた後、一週間以内に起こるものをいう。

急性が慢性になる時

より危険なのは、慢性の睡眠不足だ。慢性睡眠不足は、何年もかけて、徐々にひどくなっていく。何が起きているのかは実際に当人もわかっていない。私のような医師のところにやってきて、診察を受ければわかる。このような人は、たいてい真夜中に寝て朝6時起床の人が多い。彼らは睡眠エレベーターの最上階まで辿り着くことなく、何週間も何か月も、時には何年間も過ごしている。彼らは、睡眠が足りない状態に適応してしまっていて、その時間こそが彼らにとって必要な睡眠時間だと思い込んでいる。でも、決して適応しているのではない。驚くことなかれ、慢性の睡眠不足が身体や精神に与える影響は、急性よりも深刻で重大な問題なのである。

睡眠不足を積み重ねているあなたや愛する家族に、以下に述べる健康問題が忍び寄っているということには気付きもしないだろう。だからこそ、この慢性の睡眠不足が起こす有害な影響を理解してもらいたい。睡眠科学の研究が解明した事実を見てみよう！

▼行動異常

もうこれは、経験からわかっていると思う。子供も大人も、よく眠れなかったら、イライラしたり、すぐに怒ったり、お腹が空いたり、不機嫌になったりする。いくらでも挙げられる。よく眠れなかった翌朝はどんな感覚になるか、すぐに思い出せると思う。どうだろうか？　配偶者や子供、仕事仲間にその気持ちをぶつけてしまう人が多い。それで関係が悪くなることがある。まったくよくない。それに、慢性の睡眠不足は、不安や注意散漫、それに鬱状態のような好ましくない精神状態を定着させてしまうことは間違いない。

▼最善の功績が出せない

どこで働いているかにもよるが、会社というものは、おそらく雇用者が熱心に働くことを期待しているものであろう。生産性、効率性、そして創造性、すべてにおいて、１５０パーセントの能力を求めてくる。次の第3章でも詳しく述べるが、睡眠が足りないと、それらの力を発揮することができない。職場の机で、ぼんやりしていてまったく集中できない。重要な仕事を忘れてしまう。一流のプロスポーツ選手から一般の人々に至るまで、誰もが最善の能力を出すためには、質の良い正しい量の睡眠をとらなければならない。私たちにとって睡眠は、決して「とれる時にとる」ものではなく、交渉の余地などない誰にとっても「絶対に欠かせない」ものなのだ。

このように考えてみよう。朝に携帯電話の電池残量の表示を100パーセントにするために、夜間に充電する方法を知っているだろう。睡眠も同じようなものだと考えてみるといい。睡眠不足は、80パーセント（もしくはそれ以下）のままで、100パーセントの仕事をしようとしているようなものだ。

認識欠如

これは、私の得意とする分野のひとつだ。とても興味深い研究がこれを裏付けているからだ。ここ数年での際立った研究論文で、質の悪い睡眠は認識度の低下と同じである、と論じている。思い当たる節があると思う。忘れっぽくなることがあるのだ。大事な記念日だったり、病院の予約だったり、大事な用事を忘れたことがあるだろう。そして、どうしてそうなってしまうのか、その理由がわかり始めている。快適な睡眠をとると脳にどのようなことが起こるのだろうか。寝ている間に、脳の中では、ある種の高圧洗浄が行われているのだ。その高圧洗浄は、一日の激務で溜まった毒素のようなものをきれいに取り除いてくれる。これについては第4章で、認知症やアルツハイマー病がなぜ起こって、どのようにこの脳の洗浄が作用するかを説明し、詳しく述べる。

事故が起きやすくなる

インドで起きたボーパール化学工場事故の悲劇が示したように、死亡事故も睡眠不足によって引き起こされる危険な事態のひとつである。皆が考えるよりもっと多くの事故が睡眠不足から起こっているのだ。この章の最後に「睡眠不足が関係した重大な事故」の表を載せるが、かなり衝撃を受けるであろうから、心の準備をしておいてほしい。すべてが致命的ではなくても、事故が起こると、死傷者が出るかもしれないことはわかっている。睡眠不足のまま働いていると、仕事でいっそう多くのミスや事故の責任を負うことになる（米国精神医学会誌 *Archives of General Psychiatry* で発表された調査によると、睡眠不足によるミスや事故の数は、年間27万4000件にものぼる）[★04]。たとえば、疲れて寝不足の外科医が左右逆の足を切断した事故や、睡眠不足による居眠り運転が原因で起きてしまう衝突事故は、もっと頻繁に発生している。

ご存じかもしれないが、自動車事故は睡眠不足が原因であることが大きな割合を占めている。誰も、仕事に向かう道中、隣の車線を走っている車の運転手が睡眠不足であってほしくないだろう。国家道路交通安全局の報告によると、2017年にはおよそ9万1000件の事故が居眠り運転から生じており、5万人が負傷したと見積もられ、おおよそ800人が死亡している。睡眠不足がひどいと、反応時間に遅れが生じる。それに、目を開けているのも大変になってくる。つまり、反射が鈍くなり反応時間も長くなり、緊急事態に素早く対応することができなくなるのだ。

同様のことが、列車事故でも起こっている。毎年、米国東海岸でも西海岸でも脱線事故が起こっているが、これらは、睡眠不足や診断されていない睡眠時無呼吸症候群の影響であったことが調べでわかっており、不条理な死者まで出ている。国家運輸安全委員会は2017年に、睡眠時無呼吸症候群のスクリーニング検査を電車の運転士全員に毎年受けさせることを義務付けた。しかし、連邦局はそれらの検査を義務付ける提案計画を破棄している。[★05] この動きはバスやトラックの運転手業界にも広がっており、今後の連邦局の動きに注目したい。

残念ながら、睡眠時無呼吸症候群は診断されず治療を受けないでいると死に至る可能性のある病気である。特にその人が自動車など動く車両を操縦するのであれば、なおさらである。最近、私の外来を訪れた夫婦がいる。妻は助手席にいる間、夫が運転中に頭をがくんがくんとさせ減速帯に入っていく度に、何度もハンドバッグで叩き起こさなくてはいけなかったと語った。夫が自分を殺して死亡保険金を受け取ろうと計画しているのだと確信していた。幸いにも、私は妻の誤解を解いてあげることができた。そう、夫は妻を殺そうとしていたのではない。睡眠時無呼吸症候群だったのだ。

▼免疫力低下

睡眠不足は免疫機能も低下させる。免疫の専門家がコロナ禍に免疫について語るのを耳にしたことがあるだろう。睡眠不足になると免疫機能は適応力が弱まり、風邪のようなウィルス感染にかかるリスクが4倍にもなる。最近の論文では、睡眠不足が細胞に傷害を起こす証拠を発見している。[★06] たとえば、ミトコンドリアは個々の細胞のエネルギーの生産所である。白血球は血液中で、最前線で身体を守る兵士である。慢性の睡眠不足になると、白血球内のミトコンドリアのＤＮＡ量が少なくなってしまう。つま

危険な運転時の4つのD

ほとんどの人が、飲酒運転(Drinking)だけでなく、薬物(Drug)の影響下で運転することの危険性もきちんと理解している。では、残りの二つのDはなんだろうか。一つはよそ見運転(Distracted)である。これは複数の州で運転中に携帯電話の使用を禁止する法令が制定された後、皆が認識するようになってきた。

最後のDは、居眠り運転(Drowsy)である。ワイングラス2、3杯のワインを飲むよりも、睡眠不足の方がもっと危険だということを知っていただろうか？　この極めて重要な研究はドリュー・ドーソン博士とキャサリン・ライド博士によってなされた(ライド博士は、私がノースウェスタン大学の睡眠研究室の、ジー博士のもとでトレーニングを受けた際の教授群の一人であった)。彼らの居眠り運転の研究は、被験者を17時間覚醒させて状態を悪くしておき、その判断能力と緊急時対応速度を血中アルコール濃度が0.05パーセントの者と比較したものであるが、17時間覚醒していた方が動作障害の度合いがひどくなった[★07]。24時間連続覚醒後は、血中濃度が0.1パーセントの者と緊急時の対応と判断能力が同じくらいであった。25人に1人の割合で、運転手が過去一か月の間に運転中に寝てしまったことがあるという報告は、本当に恐ろしい。

飲酒運転に対しての規制や法律はあるのに、居眠り運転に対しての法律は、1997年にニュージャージー州でマギー法が制定されるまで何もなかった。この法令は、30時間睡眠をとらない状態で運転をし、3車線に渡ってよろよろ運転をした運転手が起こした正面衝突事故で犠牲になった大学生マギーの名前から名付けられた。事故が起きたその時点では何も規則がなく、運転手はほんの少しの罰金のみで罪には問われなかったのだ。

マギーの母親の懸命な活動により、マギー法が制定され、今では24時間睡眠をとらない状態で運転をすると犯罪になる。アーカンソー州は、2013年に同様の法律を制定している。

居眠り運転に関する規制がほとんどないだけではなく、慢性睡眠不足で重大な問題をおこしかねない運転手に対する法の規制がまったくないので(ドーソン博士とライド博士の研究発表後、何年も経過した後も)、残念なことに、社会はいまだに、居眠り運転に関してはまったくの時代遅れである。いつの日か、この問題に取り組む日がくることを私は期待している。毎朝の通勤の安全は、あなた(もしくは、あなたの大切な人)の周囲の道路を走っている車の運転手の前夜の睡眠の質によって左右されるのだ。

り、兵士が戦うのに十分なエネルギーを持っていないことになるのだ。これが何を意味するのか？　つまり、病気に罹りやすくなり、病気が治りにくくなり、さらに、回復に時間がかかるのだ。

▼体重増加

体重増加は、睡眠と固く結びついている。なぜか？　睡眠時間が減ると、胃の粘膜からグレリンというホルモンがより多く分泌されるようになる。グレリンという名はグルグルとお腹が鳴るのを想像させる。このホルモンは脳に「食べて、もっと食べて！　まだまだ食べて！」とメッセージを送っている。一方、レプチンというホルモンは、「やめて！　食べるのをやめて！　もう十分だから！」と食欲を抑制している。睡眠不足では、このレプチンは抑制される。だから、睡眠時間が減ると、もっと体重が増えるということにつながる。そして更に、健康成人が夜間に5時間以下の睡眠時間しかとらないでいると、たった4週間で糖尿病予備軍になったり、インスリン抵抗性ができたりするという研究結果が複数ある。考えてみてほしい。他に何の問題もない健康な成人でも、たった4週間でこんなことが起きてしまうのだ。

▼心臓疾患と心臓発作

睡眠不足と心臓疾患との関連性が発見されてからは、人々は、睡眠の重要性に少し耳を傾けるようになってきた。1990年代には、慢性睡眠不足が高血圧を引き起こすことがわかった。そして、その後の20年間で、もっといろんな事が発見されてきた。たとえば、健康成人でも、睡眠不足の人の方が冠動脈の石灰化が3倍の確率で起きている。3倍だ。想像してみよう。睡眠は、軟化剤として体内の水分の硬度を下げ、石灰化を防ぐことができるのだ。だから、睡眠状態が悪いと、その軟化剤を窓から投げ捨ててしまっていることと同じである。そして、極めて重要な心臓の血管(冠動脈)にカルシウムが沈着して、石灰化がおこり、結果として、それが詰まったりして心臓発作が起こるのである。

▼死亡率

残酷だがこれは真実である。人生で誰にでも起こること、それは死である。そして、睡眠不足、特に一日5時間以下の睡眠時間は、早死にを意味する。健康成人でも、一日に5時間以下の睡眠しかとれないような慢性睡眠不足になると、6年以内に死亡する確率が3倍になる。[★08] そして、夜間にいびきをかき呼吸が止まる時間がある睡眠時無呼吸症候群も含め、一般的な睡眠障害を調べてみると、これらの疾患で死亡率が上昇している。睡眠時無呼吸症候群などの問題を無視していると、知らない間に、10年分の人生をまるまる削り落としてしまう可能性がある。10年だ。

単なる悪い話だけではなく、良い話も伝えよう。しっかりと心に留めてほしい。睡眠を改善することは、これら多くのダメージを修復するようなものだ。試してみるのに遅すぎる事なんてない。私は心臓疾患が起こってからも回復した患者を見たことがあるし、彼らは、ひとたび睡眠状態が改善されれば、心臓は実際に強くなっていった。睡眠障害の治療経過中に、心臓の状態が改善していくのを目の当たりにできたことは、非常に嬉しいことである。例を挙げると、私が担当したある患者は、心不全で心臓が25パーセントのポンプ能力しかなく、心臓にペースメーカーを埋め込んでおり生活も大変だった。睡眠時無呼吸症候群の治療で睡眠状態を改善したところ、心臓のポンプ機能は50パーセントにまで上がった（安静時に55－60パーセントあれば正常だ）。だから、50パーセントというのは、まさに目覚ましい数字だ。これだけあれば自転車にも乗れるし、ゴルフもできる。やりたい事リストにあることをすべてできる。睡眠状態をよくするだけで、彼は自分の人生の質をアップグレードすることができた。あなたもそれが可能なのだ。

どうだろうか。「もう少し寝なくちゃだめかな。だって、そこまで気分がよくないから」だけではなく、「今の健康にも将来の健康にも投資したい」などと思うのではないだろうか。実際、睡眠不足からくる隠れた健康被害の治療費はかなり高額であり、人生の質にとって有害なものだ。「はじめに」の最後の部分で、私が述べた1350万が満期の投資信託になることを覚えているだろうか？　睡眠時間を十分にとることに関心を持ち、この睡眠時間の投資分数《ふんすう》の増加速度が、今は少し上がってきただろうか？

国民全体、公衆衛生としての問題

米国疾病予防管理センター（CDC）は、米国人口の3分の1が十分に睡眠をとっていないと報告している。また、睡眠による健康維持は「国民全体の健康維持のため」に重要だとも強調している。明らかに、彼らのその判断は正しい。もし私たちが聞く耳を持ちさえすればの話だが。

警察官や消防員など国民の生活を支える仕事をしている人、バスの運転手、電車の整備士、飛行機のパイロット、航空管制官、そして、他にも人の命を預かる仕事をしている人たちが睡眠不足になった時に、私たちの社会がどれほど大きな被害を受けるかを想像することはできるだろう。新米パパママも、新生児が夜中泣き叫んでいると、同じような状態になる。そして、もし多くの人たちが同じタイミングで、睡眠不足が積もり積もってまったく働くことができなくなった場合に、世の中のあちこちでこうした悲劇が起こりかねない。睡眠不足の時に限界を超えた仕事を任されると、判断能力の低下、多くのミス、注意力散漫、乱暴な運転などが起こる可能性がでてくる。運よく事故を防げていても、その運が尽きたら終わりだ。ちょうど2015年に原子力潜水艦USSジョージアが寄港しようとした際に100万ドルもの損害を出す衝突を起こした事故では後に、船員が疲労と睡眠不足により、安全確認を怠ったことが原因だと判明した。★09

軍隊にいても道路を自家用車で運転していても、誰もが危険と隣り合わせだ。車の運転を生業とする人の労働超過は特に疲労を引き起こす。彼らは午前4時だと、労働賃金が上乗せされるため、昼夜通して運転している。彼らはいつから寝ていないのだろう？　運送会社では、12時間運転の後には、休息をとるよう求めているが、それだけでは、その休憩中に運転手が他のライドシェアの仕事をしているのを止めさせることはできない。

私のところには、商業用トラック運転手が何人も、免許更新時に新たに必要となった睡眠時無呼吸症候群のスクリーニング検査を受けにきている。彼らは、大声で怒鳴りイライラしながら、面倒くさそうに入ってくる。もしかすると睡眠時無呼吸症候群の診断が付いて生活の糧を奪われるかもしれないという恐怖で怯えていた。しかし、次第に、この検査は彼ら自身の健康と安全、そして社会全体の安全のためであると理解するようになる。私のところで睡眠時無呼吸症候群と診断された者は、治療をして睡眠状態が改善されれば、かなり心地よい気分で生活を送れることを理解してくれる。運送会社も恩恵を受けているはずだ。なぜならば、18輪トラックが一台、死傷者を出す事故を起こせば、平均150万ドル（2億3000万円）の損害が出ることがあるからだ。

気が付く人は少ないだろうが、睡眠障害を診ているといつでも、家族全員が影響を受けることがわかる。そして、その影響はいとも簡単に他の事に広がっていくのだ。睡眠障害は正しく理解されていないし、正当に認められていない上、過小評価されている。そして、私の人生の情熱はまさしくその考え方を変えることだ。私は、一人ひとりに「よく眠れましたか？」と問うことで、その人から周囲の人に睡眠の関心が広まっていくドミノ効果を生み出したいと思っている。睡眠の価値を知り、この会話をつなげていくことは、とても重要である。私たちは、睡眠についてもっと語り合うべきだし、お互いにもっと声を掛け合うべきであると思う。この考えを、この本を通してもっと広げていきたい。

科学的事実が発見されて、著名人が睡眠の大切さを語り始めても、社会では多くの場合、いまだに「起きていられること」が、勝利の証のように捉えられている。この間違った信条が患者の中にもいまだに多く見られる。もし、寝ないで一生懸命働けば、お金が稼げるし、昇進もでき、称賛を受け、キャリアアップもできると思っている。しかし、悩みの種の健康問題がすべて睡眠に関連していることがあるとは考えない人が多い。睡眠不足に結び付く、隠れた健康問題が実際に存在し、残念なことに自分でその問題に対処できなくなった時には、自分で自分の健康をむしばんでしまう。そして、他の人を道連れにしてしまうのだ。

睡眠不足と引き換えに得る物は何もない。最終的には利子付きで返済することになる。睡眠を質入れするのもまったく愚かなことである。それにこの借金の金利はとても高い。睡眠不足は悪質な金融業者のようなもので、ふらりとやってきて玄関のドアを叩き、その支払いを要求するだろう。誰も、そんな悪質業者と関わり合いたくないはずだ。

ここで、これまでみなさんが考えもしなかったと思う新しい理念を伝えよう。「人間の徳は、よりよい睡眠がとれる人たち皆から生まれる」。どうだろうか？

睡眠について考え直し、睡眠を尊いものだと見なそう。もし皆が8時間睡眠をとることができるのであれば、世界全体がもっとよくなるはずだ。ユートピアのようになる！　誰もが、幸せで健康でもっと生産性のある仕事ができる。そして、そのよい流れがすべて社会に流れ込み、世界全体をよりよい場所にするのだ。楽観主義者？　まあそうだろう。でも、必ずそうなると信じている。

まずは、あなたから始めるのが一番だ。手始めに日常生活の中での睡眠の重要性を見直す時には、先入観を持たず何でも受け入れるのがいい。次の章では、睡眠と、実績や成功や将来の可能性との統合的な結びつきを説明する。それにより生

睡眠不足に関連した主な事故

年	事故	睡眠不足の関与部分
1979	スリーマイル島事故[1]	シフト制で、疲れた職員が異常に気付かなかった
1984	ボーパール化学工場事故[2]	夜間シフト中の操作ミス
1986	チャレンジャー爆発[1]	睡眠不足のNASAの管理官
1986	チェルノブイリ事故[1]	シフト制で、居眠りしながらの操作による対応の遅れ
1989	エクソンバルディーズ原油流出事故[3]	艦長が前夜の飲酒により寝入った
1999	アメリカン航空1420便衝突事故[4]	機長が16時間寝ないまま勤務に入った
2010	エアインディアエクスプレス812便衝突事故[5]	ボイスレコーダーに機長のいびきが録音されていた

[1] M. M. Mitler et al., "Catastrophes, Sleep, and Public Policy: Consensus Report," Sleep 11, no. 1 (1988): 100–109, https://doi.org/10.1093/sleep/11.1.100. [2] Institute of Medicine (US) Committee on Sleep Medicine and Research, H. R. Colten, and B. M. Altevogt, eds., Sleep Disorders and Sleep Deprivation: An Unmet Public Health Problem (Washington, DC: National Academies Press, 2006), 4, https://doi.org/10.17226/11617. [3] Final Report from the Alaska Oil Spill Commission, February 1990, State of Alaska, pp. 5–14. [4] Beth Lewandowski, "Pilot Fatigue, Error Probable Causes of '99 Little Rock Crash," CNN, October 23, 2001, http://edition.cnn.com/2001/US/10/23/little.rock.crash/index.html. [5] Yara Q. Wingelaar-Jagt et al., "Fatigue in Aviation: Safety Risks, Preventive Strategies and Pharmacological Interventions," Frontiers in Physiology 12 (September 6, 2021): 712628, https://doi.org/10.3389/fphys.2021.712628.

涯にわたって自ら睡眠時間を増やし、質を高めようという動機付けを見出し、持ち続けられるよう願っている。

第3章

良質の睡眠で成功をつかもう

睡眠はあなたの健康の中で一番輝いているが脆い部分。
あなたが思っているよりも、すぐにその輝きを失ってしまう――
睡眠の見張り番

私が夢を叶えようと、米国にやって来た時に話を戻そう。インドで飛行機に搭乗した時、持ち物は3つしかなかった。楽観的な考え、父からもらったギター、そして、シカゴ・ブルズの黒い帽子。それから20年で、まさかNBA（米国プロバスケットボール協会）チームの担当睡眠専門医になるとは思っていなかったし、想像すらしなかった。

２０２１年の秋、この本に没頭している最中にその素晴らしい機会が訪れた。NBAのチームが睡眠専門医を探していると聞いて驚く人もいるだろう。整形外科医ならもちろん必要だ。でも睡眠専門医だって？

睡眠医療分野の研究はまだ新しいのでいろいろと考察が必要だが、近年の睡眠医療界の知見がどれだけ発達してきたかを考慮すれば納得してもらえることだろう。理由はこうだ。プロスポーツ選手の運動はすべて把握され管理されなくてはならない。栄養も同じだ。管理栄養士がチームと一緒に移動し、食事を管理し、きちんとした水分と栄養を摂れているかを確認している。この運動と栄養という健康における二つの柱はきちんと管理されている。しかし、コートや施設を出てしまうと、3本目の柱である睡眠は、他の2本の柱と同様に重要であるものの、管理はやや難しくなる。選手たちが、一日の長い練習を終え帰路に就き、自宅のドアを閉めたら、もう睡眠は選手個人の采配に任され、チームは管理できなくなってしまう。選手の中には、睡眠をとることを厳守している者もいれば、あまり睡眠をとらない者もいる。自分で睡眠をきちんと管理できていない者には、じわじわと問題が起こってくるのだ。

私が選手に対してすべきことは、睡眠と成功はしっかり結びついていることを理解できるよう選手たちを正しく導くことだ。素晴らしい睡眠は身体を一層強くする。筋肉の修復と免疫機能の強化ができ、それによって選手はより速く動き、より優れた選手になるはずだと私は思っている。どんなスポーツのプロチームでも、所属選手がそれぞれ技量を磨き、限界に挑戦することを期待している。つまり、重厚で金色に輝くトロフィーを手にするか、もう少しのところでトロフィーを逃してしまうかの違いでもある。睡眠によって勝利を手に入れられると言っても間違いない。

それと同時にチーム専属医は、チームの選手とスタッフが身体的にも精神的にも一番よい状態を保てることを目標にしている。睡眠を適切にとることができればその効果が高まる。

今、私は、試合中や練習中にコートの横で、または奥のトレーニングルームでペイサーズのオフィシャルの服をまとい、バッジを着け、まさに任務に就いている。選手をもっとよく把握しなければいけない。同時に、彼らに日常のトレーニングメニューの中において睡眠が不可欠な要素だということを認識してもらう方法も考えなくてはならない。数多くの研究★01が、一日8時間以上睡眠をとるプロスポーツ選手は、次の恩恵を受けると報告している。

- 練習に費やす体力が増す
- 負傷する可能性が低くなる
- 疲労を感じにくくなる
- 不屈の精神力を持ち、感情的にも安定する。試合に勝つための判断ができる（試合終了ブザーの直前にスリー・ポイント・シュートを打つかどうか、など）
- 精度が高まる（2011年のスタンフォードの研究によれば、10時間睡眠をとったバスケットボール選手は、フリースローの成功率が9パーセント上昇した★02）
- 動きが俊敏になる
- 反応速度が高まる
- 免疫機能が強化され、呼吸器疾患や他の疾患に罹るリスクが下がるこれらはすべていい事ばかりだ！　しかし問題もある。プロスポーツ選手が、どうやったら、毎晩8時間も睡眠をとることができるのだろうか？　ほぼ毎晩のように睡眠障害に悩まされながら、それでも試合では最高の技量を見せることを求められているのだ。一日中練習して、試合のために他の都市へ急いで移動する。背が高く、筋肉モリモリの選手が、夜通し機内に詰め込まれ、時間変更線をまたいで、ホテルからホテルへ移動するのである。

睡眠は習慣であり、生活のリズムでもある。初めての場所で落ち着かない時には、心地よい睡眠をとることができない。自分の部屋の馴染んだ環境では自分の枕で毎日眠ることができる。おそらく、子供もペットもパートナーも、毎日の睡眠の環境の一部になっていたり、儀式的なものになっていたりするだろう。しかし、旅先ではそのすべてが変わるのだ。

また、プロスポーツ選手の場合、適切な質と量の健全な睡眠は、たとえ自宅であっても、妨げられることもあり得る。たとえば、車を運転して夜11時にやっと自宅に戻り、そのままソファで寝落ちして、翌日の朝早い試合や飛行機移動、メディア取材、練習のために早起きしなければならないかもしれない。

自宅に家族がいる場合はどうだろう。おそらく、携帯電話やテレビを見たりビデオゲームをしてしまったりするだろう（私たちもそうだ。だが特にスクリーンなど明るいものは、睡眠を妨げるものの一番に挙げられるのだ）。また、ようやくうとうとしはじめたかと思うと突然、子供が「お父さん！　お父さん！」と叫んで夜中2

時頃に起こされたりする。もし、子供がいなくても、友人を招いて夜中までパーティーをしていたりすることもあるかもしれない。

さらにそれに感情が加わるのだ。あのときの試合であれがうまくいっていなかったなら、どうなっただろうか？　アドレナリンを最大限に出して、メディア取材を慌ただしく受け、くたくたになりやっと終わったと思ったら、SNSやコーチやESPN（スポーツを専門とした、アメリカ合衆国最大のケーブルテレビ・ネットワーク）のリプレイで詳細に検証され重圧を受ける。疲労困憊し、空腹で、時には負傷している時もあるだろう。人間の限界をすでに超えたことを強いられているのだ。もう彼らが超人に見えてきたのではないだろうか？　これは、エリートのプロスポーツ選手の生活であるが、たったこれだけの検証でも睡眠時間が十分にとれないことがわかるだろう。

しかし、それでも睡眠はとらなくてはならないのだ。私はいまだに、睡眠が大切だとわかっていても、睡眠で健康になるという考え方に、疑問を持っている選手がいるかどうかを突き止めているところだ。睡眠を意識的にまったく無視しているわけではなくても、前述のストレスが睡眠を奪ってしまう（そして、時には睡眠障害を引き起こす）。不眠症、概日《がいじつ》リズム睡眠障害、日中の過度の眠気、そして、いびきや睡眠時無呼吸症候群などは、多くのプロスポーツ選手で見られる症状である。だから、プランを立て、彼らを教育し、何よりも、彼らの信用を得ることが欠かせない。問題が起こる前に、睡眠への介入を積極的に行うことが何よりも大切なのだ。彼らは睡眠について学びたがっていると言える。というのも、チームとのミーティングでは始まって2時間もしないうちに、選手やスタッフが何人か私のところに来て、「シン先生、会いたかったんです」と言ってくれたからだ。

誰もが、例外なく、睡眠を改善すれば恩恵を受けられるが、特に選手は睡眠をどうしても死守しなくてはならない。睡眠不足が彼らやチームを危機に陥れてしまうからだ。彼らは誰も体験していないようなハイレベルのトレーニングを受け技術を完成させ、自身の身体をハイレベルのまま維持しなくてはならない。水泳を例に、趣味の水泳と競泳とを比べてみよう。競泳選手はより長い休憩時間を要する。選手はその後も回復のためにあらゆる手段を要し、回復するまで身体は痛み続ける。

すべてのプロスポーツ選手は万全の状態で選手生命に入る。しかし、皆がすぐれた選手に育つのではない。その中でもほんの一握りしか伝説の選手になれない。テニス界のレジェンド、ロジャー・フェデラーは一日に12時間ほど睡眠をとっていたという。NBAチャンピオンのレブロン・ジェームズも同じだ。選手として活躍できる人と偉大な功績を残せる選手との違いは、どれだけ最高のパフォーマンス能力を持続できるかどうかだ。偉大な功績を残せる者は今でも、同世代としては未踏の素晴らしい技量を見せ続けている。彼らは他の人がやらない、あることをしているのだ。彼らのすごさを生み出す秘密のひとつは、素晴らしい睡眠をとっていることかもしれない。

ここで、みなさんにお聞きしたい。もし、あなたが、NBAオールスター選手だったとして、睡眠の重要さを理解し、真摯に睡眠をとるならば、どうなると思う？　あなたの人生はどう変わるだろうか？

睡眠に注目——NBAオールスターに2度出場したロイ・ヒバート

私の患者のロイ・ヒバートが睡眠をとることを重要視したおかげで、驚くような結果をもたらしたことを紹介しよう(ロイは、本書で実名を公表することに喜んで同意してくれた)。彼はNBAオールスターに2度も選出され、インディアナ・ペイサーズ、ロサンゼルス・レイカーズ、シャーロット・ホーネーズなどのプロバスケットチームの選手だった。ごく最近はフィラデルフィア・セブンティシクサーズのコーチを務めたが、現在、彼は、仕事を離れ、父親として二人の幼い子供を育てている。「正直なところ、コーチは、選手やスタッフと過ごす時間の方が、家族と過ごす時間よりも多い」。この本のために取材した際、彼はこのように語った。

ロイに初めて会ったのは2013年、彼のオールスターの2回目出場が決まる前だった。私の仕事仲間の一人が、インディアナ・ペイサーズの正式なチーム医として選抜された後だ。私はすでに仕事場の医師たちに、「360度すべての人に睡眠の大切さを訴えよう」の精神で、良い睡眠で良い人生を、という哲学を発信し続けていた。それは、患者、家族、友人、隣人、同僚、猫、私の我慢強い妻や、時には植物にでさえ、今でも私の言葉に耳を傾ける人には誰でも伝え続けていることである。その想いはこの本にも存分に詰まっているのだから、きっと読者のあなたたちにも伝わっているはずだ。そして、そのインディアナ・ペイサーズのチーム医となった同僚が、間もなく、NBA選手やスタッフを、私の外来に紹介するようになったのだ。彼は睡眠のように単純なものが、いかに選手やスタッフの成績や全身の安寧に影響を与えるかがわかっていたのだ。

選手の中に身長2メートル18センチメートルのロイもいた。当時、彼はペイサーズのセンターポジションで活躍していた。「常に健康にとても気を付けていた」と、ロイは語る。「適切な量で栄養のバランスもよい食事をし、トレーニングも欠かさなかった。できることはすべてやっていた。それなのに、なぜか、ウェイトルームでも思うように重量を上げられないと感じていた」

ロイは私に会って、夜10時に寝て朝8時に起きると語った。素晴らしい、10時間だ！　それでも、彼は倦怠感を感じ一日中体が引きずられているようだった。何かが彼の睡眠を邪魔していたのだ。量は十分のようだったから、考えられるとすれば、睡眠の質が劣っていたのかもしれない。

「これまでに、他人からいびきをかいていると言われたことがある」と、ロイは続けた。「父もいびきをかいていた。だから、それは当たり前のことだと思っていた。科学的にいびきは睡眠状態が悪いということが証明されるなんて思ってもみなかった。だって、それは当たり前の日常生活だと思っていたのだから。私は食事の内容が悪いか、練習をしすぎて疲れ果てているからだと思っていた」

私はロイに、睡眠研究センターで一晩の睡眠検査を受けるよう伝えた。特に彼のようなプロスポーツ選手という忙しい人にとっては、簡単なことではなかったが、ロイは「やるしかないと思った。午後10時にセンターに到着して、なかなか寝付けなかったけれども、ようやく眠れた。それで、十分な情報が得られたんだ」と思い返して語った。

これはもちろん必要な情報だった。この検査で、ロイは睡眠時無呼吸症候群だったことが判明した。それで日中の過度の疲労感の説明がつく。また、彼は左側を下にした方がよく眠れることもわかった（右側が下になった時には、寝られない）。最終的に、睡眠歯科医の助けも借り、下顎を少し前に出すために、ロイに特別な口腔内装置／マウスピース（ナイトガード［睡眠時に歯ぎしりで歯がすり減るのを防ぐためのマウスピース］と混同しないでほしい）を作った。というのも彼は当時、CPAP療法［CPAP（シーパップ＝持続陽圧呼吸療法）睡眠時無呼吸症候群治療］を受ける心の準備ができていなかったからだ。「シン先生に出会って、少しずつ良くなっていくのを感じた」とロイはのちに語った。

睡眠時無呼吸症候群の治療には、いくつか手段がある。どれを採用するかは患者次第だ。マウスピースを試みることもあるが、その重症度や体形、姿勢の影響などがある時にはCPAPを強く勧めることもある。もし、肥満体形の患者であれば、体重を落とすことから始めて、それで効果があるかを見ることもある。ロイは体重が重すぎるわけでもなく、まずはマウスピースを試してみたいという希望があったので、（特に忙しい旅程を考慮し）快適に装着できるように調整した。

たった2日のうちに気分がよくなってきたと聞き、私はとても嬉しかった。「もう、これ以上睡眠時間を増やしたいとは思わないくらいよくなった」とロイは語った。「もうこれ以上寝る必要はなかった。目覚めた時に、十分に寝たという感覚になった。それまでは、朝起きても力が出なくて、今日はベッドから出なくてもいいってことにならないかなと思っていたが、今では、よしっ、今日も頑張るぞ、という気分になってきた」。ロイは、それまでの数年間に比べて、エネルギーがみなぎる感覚だと語った。練習のために早く起きたり、ナイトゲーム5試合のうち4試合に出場したり、都市から都市への移動が続いたとしてもだ。彼は睡眠障害に対する治療を始めてから、とても素晴らしい成功を収め続けた。

それからあっという間に8年経過し、ロイはCPAP治療に切り替えた。もうおわかりだろうが、ロイが初めて私のところに来たのは20代の時だ。彼はまだ結婚しておらず、夢を実現させているイカしたNBA選手だった。当時、彼はCPAP治療を受けたいなどとも思わなかった（これは、患者の中では、ごく当たり前の躊躇反応であることを付け加えておこう）。「あの時、私は25か6だった。CPAP治療を受けるなんてほんとに格好悪いと思ったんだ。だからマウスピースで治療することを選んだ。でも今は年齢を重ねて賢くなったから、CPAPを試してみようと思った。もし、10年前にこの決断ができていたならば、と思うよ。誰も私が寝ている間の姿なんて、気にしていないんだよね」とロイは語った。

マウスピースで治療する際の問題は、ロイが寝ている間に歯ぎしりで壊してしまうことだった。それに、彼は非常にきれいでまっすぐな歯並びをしていたため、マウスピースがうまくはまらなかった。だから、睡眠時無呼吸症候群の治療にそれを使うのをやめてしまった。途端に、彼の睡眠は影響を受けるようになり、また私の外来を受診した。その時、彼は30代になり落ち着いており、少し新しいことを受け入れるだけの余裕もあった。しかし、CPAPを装着することは、簡単にはいかなかった。彼には、何度も試してみるように勧め、そのうちにやり易くなるはずだ、と念を押していた。「初めの2、3日は本当に大変だった」とロイは語った。だから治療法をCPAPからBiPAP（二相性陽圧呼吸）に切り替えて、呼吸の練習方法を教えた。それからは、「順調な航海のようだった」と言っている。

ロイも今では歳を重ね、もう若い頃のように睡眠障害に悩まされることもなくなったことを自覚していた。歳を重ねるにつれて、私たちは皆そのことを身をもって体験するようになる。彼は、これから活躍する若手のNBA選手に、自分の経験から何かを学んでほしいと心から期待している。なぜなら、若い選手のアンテナには、睡眠なんてものはまったく引っかからず、認識できないものだからだ。

「年配の選手になって、若い選手たちが外に繰り出し人生を楽しんでいるのを見る立場になった。だから、彼らにちゃんと休息をとるように伝えたんだ。他のチームは皆ベッドで一日の疲れをとっている。若い間は、なんでも若さでカバーできるかもしれない。でも、歳をとると、もう睡眠を削ることはできない。すぐにでも睡眠をとらなくてはいけなくなる、とね」、このようにロイは語った。

言うまでもなく、「おそらくCPAP治療には、誤った認識があるだろう。しかし、もしそれで試合中の動きが俊敏になるのであれば、やってみる価値がある」とロイは語る。NBA歴代最高のセンター選手のシャキール・オニールまでが、睡眠時無呼吸症候群と診断された際には、CPAP装置のコマーシャルに出て、この装置が彼の人生を変えたと宣伝したくらいだ。

今や、ロイは父親業に忙しい身であるが、睡眠だけは欠かすことはできない。「一貫性が重要だ。子供がいれば、子供は朝早く起きる。だから、必ずきちんと眠ってエネルギーを十分蓄えておく必要がある」。ロイは、それに加えて睡眠不足になると機嫌が悪くなり、すぐにイライラするとも語った（誰でもそうではないだろうか？）。彼は私が、彼に毎晩例外なく7時間45分寝てほしいと思っていること、そして、私がPCで彼の睡眠データを確認することができることを知っている。ロイは、今、金曜の夜の「ザ・リアル・ハウスワイブス・オブ・ビバリーヒルズ（アメリカのリアリティショー）」の番外編を彼の妻と一緒に観るかどうか考え直さなければならない（観たい気持ちは痛いほどわかるが、常に何よりも睡眠を優先すべきだ！）。

成功する人には睡眠が必要

NBA選手だけが8時間以上の睡眠を必要としているわけではない。誰もが睡眠を必要としているが、中でも、最も成功を収めている人には特にお勧めしたい。その分野のロックスターと考えられていて世界を変えるような人、たとえば指導者やクリエイター、啓発的な人、先見の明がある人、革新的な人、そして変革を起こす人だ。最適な睡眠は次のような事項に効果をもたらす。

- 創造力
- 論理的な意思決定能力

◇明瞭さ
◇仕事の処理速度と効率
◇判断力の向上
◇集中力の改善
◇覚醒
◇気分のコントロール
◇その他いろいろ

睡眠は、あなたのライバルがひょっとするとまだ使っていない秘密兵器かもしれない。それに、定期的に十分な深い眠りがとれているのであれば、知性面でも感情面でも優位となり、運命を左右する顧客との会議や、エンジェル投資家への今後の売り込みや、また、あなたが世に送り出そうとしている大胆かつ素晴らしいアイデアを成功に導く後押しとなるだろう。億万長者の起業家イーロン・マスクでさえ、過去にはあまり睡眠のための時間をとらなかったと語っている。マスクは２０２１年のポッドキャストで、一晩に少なくとも6時間寝なければ生産性が落ちてしまうと語っていた（第5章を読み飛ばさないように。そこでは睡眠から受けられる50の素晴らしい恩恵について説明している。きっとあなたにも睡眠の素晴らしさがわかるだろう）。

私は、常に睡眠障害に悩まされた、要求の高い重要な任務に就いている患者を診てきた。彼らは最前線で働いているので、睡眠が脅かされるとすぐに気付くことができる。睡眠不足になり、重要な任務の中で失態をすると、彼らにとっては悪夢のような出来事となる。優秀な者は断じてそんな事態を引き起こしてはならない。医療分野では、数多くの輝かしい業績を持つ外科医や、他にもその分野の第一線で活躍する専門医と、私は共に仕事をしているが、彼らは自らが完璧であると信じていなければならない。なぜならば患者の命は、毎日の彼らの技量と集中力にかかっているからだ。

たとえばサムを取り上げよう。彼は至って健康な外科医であり、スタッフのチーフでもあった。私のところへやって来たのは、すぐに疲れて体力が落ちたように感じたからだという。サムは50代前半で実績をあげ、まさにキャリアを積み重ねている真最中だった。睡眠時無呼吸症候群の診断が付いた後、私たちは睡眠歯科医の助けを借り、彼のためにあつらえたマウスピースを用意したところ、すぐによい結果がでた。

また、とても優秀な消化器専門医で、その分野では第一人者である医師も治療した。その医師は、重症のアウチ・カウチ(睡眠の見張り番自身が作った造語)になり私のところにやってきた。アウチ・カウチとは、患者のいびきがあまりにもうるさいので、夜中ベッドの中でパートナーに肘で体をつつかれる(痛い《アウチ!》)という不運な状態を指す。寝返りを打たせて患者のいびきが治まってくれれば、睡眠を邪魔されることもないだろうというわけだ。だが、最終的に患者はカウチ(ソファ)で寝る羽目になる。明らかに、彼は夜中に蹴ったり、ミオクローヌスでピクピク動いたり、シーツも布団もぐちゃぐちゃにしたりして、妻の睡眠を妨害していた。彼のアウチ・カウチはかなりのものだった。さらに悪い事に、彼は日中にもひどい疲労感と眠気に悩まされていた（忙しい一日が待っていて、待合室で列をなす大勢の患者の姿を見ると、医師としては、あまりいい気分にはなれないものだ）。睡眠検査を受けて、彼はいびきの音はかなり大きいが、睡眠時無呼吸はそれほどひどくないこと、そして夜間のピクピクもいびきと同時に起こっていたことが判明した。私は彼に、睡眠時無呼吸症候群を治療すればすぐに、すべては改善するだろうと伝えた。最

アウチ・カウチにならないように！

アウチ・カウチって何だろうって？　それは、いびきがひどくて、ベッドでパートナーの横に寝る代わりに、カウチ（ソファ）で寝る羽目になることである。

いびきをかく人は、皆がすぐにアウチ・カウチになるのではない。アウチ・カウチになるまでには3段階あるのだ。

▶ **第1段階――アウチかカウチ（ソファ）か**

初めは、同じベッドで休むパートナーは、あなたのいびきに我慢している。すぐには、肘でつついてきたりしない。でも、お察しのとおり、だんだんあなたのいびきが耳障りになってくる。だから、肘でつつかれる（アウチ！）前に、あなたは自らカウチ（ソファ）に移動する。

▶ **第2段階――アウチからカウチ（ソファ）へ**

今や、夜ベッドで横にいるパートナーから、繰り返し何度も肘でつつかれるようになる。もう我慢ができなくなるのだ。だから、毎晩初めはベッドで寝るものの、肘でつつかれて、3度目にはカウチ（ソファ）に追いやられる。

▶ **第3段階――カウチ（ソファ）からカウチ（ソファ）**

じつに長い間いびきを放置しておくと、この段階に到達してしまう。もう、ベッドで寝ることはできないのだ。代わりに、カウチ（ソファ）で寝るが、カウチはボコボコしすぎているので、自分の毛布もベッドから持ってきてしまう。もう、こうなったら完全によくない。カウチ（ソファ）の上ではよく眠れないし、体重も増えてしまうだろう。もちろん、パートナーとの甘い時間もない。そろそろ、医師に相談に行く時だ。

終的に彼はＣＰＡＰを選び、適切なマスクとこの陽圧呼吸法はかなりの効果をもたらした。

医学の領域以外でも、アメリカのビジネス雑誌『フォーチューン』のランキング上位２００のバイオメディカル企業のＣＥＯのための個人セキュリティ保護部門責任者フレデリックのような人もいる。彼は睡眠時無呼吸症候群で、すでにＣＰＡＰ装置を使っていたが、非常に疲れやすいために、私の外来を訪れ、ＣＰＡＰには効果が感じられないと話した。私はすぐに、彼はＣＰＡＰを継続して使用していないことを知った。なぜなら彼は飛行機で世界中を飛び回っていて、月に15日間は家にいないのだから。ＣＰＡＰ装置は旅行に携帯するには大きすぎるので、月の半分はＣＰＡＰなしで睡眠をとっていた(よくない考えではある)。これではまるで、一歩進んで一歩戻っての繰り返しで、何も進展がないことになる。私たちは飛行機の中でも利用できるような、電池パックで使用できる小さめの携帯用ＣＰＡＰ装置を見つけた。それはこの患者の生活を一変させる本当に単純な解決法だった。

似たような状況の別の患者ダックスにも会った。彼はグラミー賞を受賞した世界中で有名な素晴らしいミュージシャンのギター担当の責任者だった。彼は四十代中頃で、バンドとともに世界中をあちこち移動して回るような、とても疲れるスケジュールの中で、一生懸命に働いていた。彼の仕事には、夜中まで起きて、ショーの後を片付け、朝早く起きて次の舞台の準備をすることも含まれていた。彼は非常に疲れ果て、体重が増え、逆流性食道炎も出てくるようになった。さらに、睡眠検査で明らかになったのは、彼には、隠れた睡眠時無呼吸症候群があり、重症の睡眠不足の症状も出ていた。ＣＥＯの個人セキュリティ保護部門責任者のフレデリックのように、ダックスも、私の外来に予約を入れ、ほとんど家で睡眠をとることができず、飛行機で世界中を飛び回っているときは、どうすれば睡眠障害の治療をすることができるのか相談してきた。再度、私は彼に小さ目の装置を見つけ、彼に合うように調整し、彼は治療を始めた。数週間以内によく睡眠をとれるようになり、症状も改善した。

私の患者でも、社会的地位のある者は、自らのキャリアのために大変な思いをしている場合が少なくない。生活スタイルのストレスもその原因の一つであり、睡眠の質の場合もあれば量の場合もあるが、たいていは睡眠不足になる。このような人は、自分自身ですでに、私たちがするより多くのことを試しているものだ。彼らは、極度に競争心が強く、仲間と自分を比べ続けている。彼らは私のところに来てこ

問題——あなたのZQは?

あなたは素晴らしい睡眠をとれているだろうか? それとも、睡眠中に何か知らない物から妨害を受けているだろうか? あなたのZQ(快眠指数)を知る事は、健康状態や睡眠の質を判断する上で非常に大切である。以下の問題に答えて、睡眠専門医を受診する必要があるかどうか見極めよう。

▶シン医師のDOZE(居眠り)快眠指数の評価

❶一日のうちに何度も昼寝をしたい(Desire)と思うことがよくある?
❷起きている間に、もっと活力があったら(Oomph)なあ、と思う?
❸もっと寝た方が(Zzzzz)いいんじゃないかと思う?
❹パートナーが、あなたのいびきや寝返りなどに対して文句を言っている(Exasperated)?

評価——上記のうち、一つでも「はい」があれば、かかりつけ医か睡眠専門医に相談する価値がある。もしかしたら、気付かないうちに睡眠障害があるかもしれない。

う言う、「私はこの人が持っているものをすべて持っている。コーチも動機も情報源も資金も才能も。それなのに、なぜ同じように達成することができないのか？」と。その通り、彼らはすべてを持っているのだ。ＩＱもＥＱ（感情知能）も＄Ｑ（資産指数）も。しかし、彼らはしばしばＺＱ（快眠指数）を見過ごしている！だから、私は彼らに聞いてみる。「ＺＱはいくつですか？」と（あなたにも尋ねてみよう）。

素晴らしい旅が謎を解く

これから述べる数々のストーリーから、明らかになることがある。まず、睡眠時無呼吸症候群があっても、私のような睡眠専門医のところに来るまではそれに気付きさえしない人が多いこと。そして、成功者は、責任ある仕事をするために長時間労働し、徹夜をする一方で、慢性の睡眠不足（質、量ともに）により、彼らの行動は、長期間にわたってかなりの影響を受けていることである。

他にも、芸術家、音楽家、プロスポーツ選手、頂点にいるような実業家たちの間に共通してみられるものがある。それは、頻繁にスーツケースを持ってまわり、自分の部屋のベッドではなく飛行機内でくつろいだり（運よくくつろげるといいのだが）、ホテルの部屋で寝たりすることである。月に何度も旅行をしていると、たとえ普段はとてもよい睡眠がとれていたとしても、睡眠を台無しにしてしまう。そして、健康や行動力や成功に、見過ごすことができないような影響を与える。もし、これがあなたに当てはまる

睡眠の質と量

睡眠の量は、目で確認できる。昨晩は何時間寝たか？　ということだ。一方で睡眠の質とは、どれくらいよく眠ったかということである。必ずしも、目に見えるものではない。同じベッドで休むパートナーの耳には入っている。あなたが寝たと思っている2時間ずっといびきに耐えていたのだ。そしてあなたの肋骨はそのあおりを受けている。パートナーに肘でつつかれたからだ。

多くの場合、睡眠不足の議論は量の段階で止まってしまう。でもそうすべきではない。もちろん、毎晩、何時間寝たかというその時間は大切だ。しかし、睡眠の質も同じように重要なのである。

のであれば、2020年3月を境に睡眠状態がどうであったかを比べてみるだけでもいい。コロナ禍ですべてがロックダウンになった時、上述のようにジェット機で飛び回る人は何か月も家にいて、長く働いてきた中で初めて何か月もパスポートを使わない日々が続いた。その結果、多くの人が自分の持つ自然な睡眠リズムを再発見でき、それによっていかに気分がよいのかを思い出せた（第8章「コロナ禍の睡眠」では、コロナが世界中の睡眠にどのような影響を与えたかについてさらに述べている。その間に睡眠状態が改善した人もいたが、多くの人はひどくなっただけだった）。

睡眠のリズムが逆になると、特に旅行などの時には、それを実感するだろう。西海岸のプロスポーツ選手が東海岸に行く時の方が、東海岸のプロスポーツ選手が西海岸に行く時よりも、よりよいパフォーマンスをすることは認識されている。もし、試合が東海岸時間で午後7時に始まる場合、カリフォルニアの選手の体内時計はちょうど午後4時である。西海岸の選手は本拠地でなくても、自然の概日《がいじつ》リズムのお蔭で、試合で相手チーム選手より、よく動いて強いものだ。身体はまだ新しい時間帯に適応していないので、そうなるのだ。

では、逆の向きを考えてみよう。東海岸の選手が西海岸での午後7時の試合のために飛行機で行く。彼らの身体は午後10時のような動きをする。そして試合中でも、体内ではメラトニンが放出され始める。彼らが新しい時間帯に適応するまで、彼らはライバルよりも疲れを感じるようになるし、研究でも、彼らのパフォーマンスが影響を受けているという結果が出ている。[★03] どの競技でも同じだ。同じことがNFLでも、NHLでも、他の競技でも言えるのだ。東海岸の選手にとっては本当に残念なことだ！（ペイサーズはインディアナポリス、中西部に本拠地があるが、時間帯は東海岸と同じであることを強調したい。だから、彼らが西海岸に試合に行く時には、その困難に直面するし、私も同じようになる）。

異なる時間帯を行き来すると、どの方向に向かっていても自分の概日《がいじつ》リズム、睡眠、そしてあなたの行動力がめちゃくちゃになる。遠くに行けば行くほど、それは悪くなる。もし、あなたが時差ぼけを経験したことがあれば、その感覚がわかるだろう（二つ以上の時間帯を移動すれば感じると思う）。NBAもそのことをよく知っている。だから、私のような睡眠専門医を雇って、選手やスタッフが時間帯の移動から受ける影響を最小限にしようとしているのだ。

私たちは選手が西に飛行機で行くと概日リズムが崩れることを知っている。では、何をすればいいのか？　私たちは道具や策を練って、それぞれの選手が自分で心地よく感じる概日リズムの状態のまま試合に臨み、しかも概日リズムの頂点位を十分利用できるように助けている。

私がペイサーズと契約をして間もなく、チームはポートランドでの試合に飛んだ。現地時間午後7時の試合開始だったが、インディアナポリス時間では午後10時だった。彼らのメラトニンはまさに試合に近づくにしたがい、増えていった。彼らが最高の状態で試合に臨めると思う？　いや、まったくだめだ。試合の第4クオーターで7ポイントリードしていたものの、負けてしまった。もちろん、どんな試合でもいろいろなことが重なり、複雑である。しかし、睡眠不足から来る影響は実際にあるはずである。試合の前に彼らの体内時計を一番力が出せる時に巻き戻すには時間を要するが、もしそうしてあげることができるのであれば、彼らは概日リズムの頂点位に辿り着くことができ、パフォーマンスのレベルを高められる。

ペイサーズが西海岸で試合の予定があるとカレンダーに書かれているとしよう。私はそれぞれの選手と、前もって個人用のプランを立て、概日リズムの頂点位を最大限に利用し、どんな都市に行っても最善を尽くすための手伝いができる。どうやったらそんなことができるのか？　まず、彼らの現在の睡眠パターンを評価し、プランを立て、数日前から、時間変更を実施する。旅行の前からメラトニンを飲み始め、就寝時間も起床時間も徐々に2、3時間ずらすことが求められる。もし、その方式がちょうどあなたに合っていれば、新しい時間帯に早いペースで適応できる。そして、試合時に予測される悪影響は最小限に抑えられるだろう。

自身の概日リズムの頂点位を見つけよう

あなたは、睡眠が十分かどうかを評価する専門医がついているNBA選手ではないだろう。しかしそれでも、この概日リズムの頂点位をうまく利用する方法が学べるのだ。

まず、睡眠が24時間周期でリズムを取っていることを認識しよう。睡眠とは夜間に気持ちよいふわふわのアイマスクを付けてグーグーと眠ることではない。日中に眠ることもあるのだから。あなたはいつ食事をする？　いつ運動することにしている？　いつ、日光を浴びている？　概日リズムを調整するために何をしている？　概日リズムは24時間の中で、睡眠と覚醒のリズムを制御する24時間時計なのだ。体内にはさまざまな概日リズムが存在し、その中でも睡眠－覚醒は非常に重要な一つである。この概日リズムは体内の警戒信号で構成され、体内の恒常性を保ちつつ、それと同時に夜間にむけて睡眠を促進するように働いている。実際に、昼間の覚醒している間に、徐々に睡眠圧を高めているのだ(これに関しては次章で詳しく述べる)。

理想的な世界では、時間通りに布団に入り、8時間睡眠をとり、目覚めた時には十分休息をとった気分になり、身体中の調和がとれ、本当に気分がよいだろう。日ごとでも、週ごと、月ごとでも、睡眠を最適化すると、あなたの概日リズムの調和

概日リズムの頂点位

人が強くなり、目的を達成し、最高の状態で物事に臨むべく、内面と外面の両方のリズムを調和させ同調させること

をとり整えることになる。それがうまく働いている時には、あなたは気分もいいだろうし、忍耐強いだろうし、集中力もあり、行動力もあり、健康状態もいいと感じるだろう。

概日リズムの頂点位は、あなたの日常生活にぴたりと当てはまるし、はたまた先々旅行をするなら微調整もできる。身体は時間によって違う働きをしていて、それを一度認識すれば、試合でも、練習でも、会議でも特別な時間帯に向けて予定を組むことができる。ティーンエイジャーが早朝練習のために午前5時に目覚まし時計をうるさく鳴らしているのをどう思う? 彼らは本当に大変な思いをしている。しかし、もし、体内時計に抵抗せずに働きかけると、もっと調和の取れた時間で練習をし、睡眠時間も適切な時間にとることができるようになる。驚くなかれ、彼らはそれを実行すると、より速く泳ぐことができるし、もっと成功するのだ。

マイケル・H・スモレンスキー博士は、臨床時間生物学の第一人者であるが、リン・ランバーグ氏との有名な共著 *The Body Clock Guide to Better Health*★04(邦訳『魔法の体内時計』大地舜訳、幻冬舎、2003年)の中で24時間の概日リズムについて詳しく述べている。本の中では、一日の中の時間によって、いかに体の生理学的反応が、それぞれ警戒、協調、反応時間、筋力などに関連しているかを示している。もし、スモレンスキー博士によって研究されたこの概念を、他の競技でも(競技の種類によっては、一つのカテゴリーにはおそらくとどまらないことも念頭におけば)、仕事でも、人生のあらゆる場面に当てはめれば、最適な時間帯を考慮した次のサンプルのスケジュールのようになるかもしれない。

これは、あなたの日常のスケジュールと同じようなものかもしれない。しかし、思い出してほしいのは、この時間帯は私が移動するバスケットボール選手に対して行っているのと同じように、前後にずらせるということだ。たとえば、来週、重要な会議があるのでニューヨークからイギリスまで飛行機で行き、ロンドンでの午前9時の会議に間に合うように到着しなければならないとちょっと考えてほしい。その場合、ニューヨークでは午前4時なのだから、あなたの身体もそう思っていて、睡眠不足でその場に出席することになる。午前4時は、最も深い眠りについている時間帯だ。考えるだけでも、頭が痛い！

至適時間帯を考慮した理想のスケジュール

午前7時	起床
午前10時	覚醒度が一番よい――ボクシング、サッカー、重要な仕事の会議
午後2時30分	協調性が一番よい――バスケットボール、ホッケー、バレーボール、大切な外科手術
午後3時30分	反応速度が一番よい――野球、武道、レーシングカー、テニス、航空機操縦
午後5時	心臓と筋肉が一番強い――フットボール、ゴルフ、ランニング、水泳
午後9時	メラトニン放出の開始
午後10時	就寝
午前2時-4時	深い眠りの時間帯。午前4時に体温が一番低くなり、眠りはマリアナ海溝のように深くなる（マリアナ海溝は太平洋で最も深い地点である）
午前4時-6時	レム睡眠の最も効果がある時間帯。特に、創造性にとっては、最も重要な時間である。もし、歌を仕上げたかったり、解決したい難問があったり、次の話題作の構想を練っている時には、レム睡眠は、ものすごいアイディアを創造するために欠かせない。

しかし、前もって準備して、概日リズムの不調和の影響を最低限にとどめることができれば、とても早く適応でき、さらにあなたが活躍することもできる。時差ぼけは、さほどひどくなく、旅先の都市での観光をいちはやく楽しめるだろう。

プロスポーツ選手とまったく同じように、数日前から次のことを始めるといい。

四種類の予防
——日常的なものから合併症防止まで

❶ゼロ次(ゼロオーダー)予防——これは、健康に問題が生じる前に立てる計画を指す。睡眠という観点では、リスク要因や、病気の兆候や、健康面で問題がまったくないとしても、現時点で計画にしたがって睡眠を改善するということだ。このゼロ次予防ができるのは理想であるし、私の「360度すべての人に睡眠の大切さを」の信念に適合するので私にとってこれは重要だ。私たち一人ひとり、そして私たちを取り巻くすべての人が、より良い睡眠のために投資すべきである。たとえ現在、十分に快適な睡眠がとれていると感じているとしても、さらによくすることは必ずできるのだ。この投資には何もかからない。たった少量のビタミンDだけである(Dは、規律disciplineのDでもある)。基本的な予防をすれば、ただの一晩でも睡眠を無駄にすることはないだろう。

❷一次予防——このタイプの予防は、リスク要因が明らかになってすぐ必要となる。たとえば、高血圧と診断された時などである。この一次予防は、あなたをあるべき線路の上に戻してくれ、うまくいけばあなたは心臓発作を未然に防げる。

❸二次予防——私にとってはあまり嬉しい事ではないが、睡眠専門医が行う介入がこれである。二次予防では、心臓発作を起こした人が健康を取り戻す、または、5年間の慢性不眠症を経験した人が、睡眠を取り戻すための役に立つだろう。

❹三次予防——この最後の予防段階では、治療が期待したようには奏効しなかったり、もうその状態や病気を予防する段階ではなくなったりした場合に、その後は合併症や再発を最小限にとどまらせ、生活の質を可能な限り改善させるものである。

◇0・5ミリグラムのメラトニンを一日のうち決まった時間に飲む（これは、時間帯をいくつまたぐか、そして、どの方向に移動するかによって変わる）
◇明るい光を朝もしくは夜に浴びる（もしくは、避ける）
◇睡眠と覚醒の時間帯を、目的地の時間帯に徐々に動かして、到着時に適応するために役立てる
◇特に、これを自分向けに特別に効果を持たせたいなら、担当医や睡眠専門医に、旅行について詳しく相談するか、時差ぼけ適正カレンダーを試してみるとよい（オンラインで、すぐに見つけられると思う）

睡眠はスポーツだ

私は皆に、（特にペイサーズでは）睡眠について真剣に考えるように勧めている。睡眠はスポーツとも考えられる。練習すればするほど、時間をかければかけるほど、それが得意になる。考えてみよう、あなたは睡眠のスランバージャック［流行りのアウトドアギアの専門メーカー］になれるかもしれない。

バスケットボールのスター選手は言うまでもなく、とにかく試合に勝つことが一番で、そのために睡眠の管理や概日リズムの調和を取るのは、もちろんだ。しかし私はもっと深いところにその意味があるとも思っている。もし、選手が慢性睡眠不足で生活し、トレーニングし、試合に出ると、彼らの健康は

ひどい状態になっていく。ひょっとして今日、ちょっとした怪我を負う可能性があるのに留まらず、これから長期にわたって多難な道のりを経て将来的に深刻な健康危機に見舞われるに至るのだ。私は、そのような事が起こらないように今すぐにでも予防を始めることが、どんな試合よりも大事だと心底思っている。幸いなことに、睡眠状態が改善されると(同時に健康状態も改善される)、試合でも調子がよくなっていくのだ！

よい睡眠をとると成功する理由は数多くあるが、それは、睡眠をとっている間に私たちの脳の中で何が起こっているかにかかわっている。次章では、そのことに詳しく触れ、この魅力的で謎に満ちた脳の洗浄の過程について、さらにはそれが現在と将来の健康状態に不可欠な理由についても、詳しく説明する。

第2部 睡眠に勝る薬はない

第4章

脳洗浄

脳に効果のある鎮静剤を一つ挙げると、それはうららかな陽射しのもとでの覚醒である――睡眠の見張り番

1990年の初めに時を戻そう。私はインドで暮らすティーンエイジャーだった。『ベイウォッチ』(アメリカで流行った若者向けのドラマ、1989–2001)を観て、マイケル・ジャクソンの『デンジャラス』(1991)というアルバムを聴きまくり、女の子の気を引こうと、ガンズ・アンド・ローゼズ(1980年代末のアメリカのロックバンド)の曲をギターで練習していた。まあ当時の13歳の年頃の中で一番クールに見せようと必死だった。父は再就職センターのプログラムに参加していた。しかし、それはかつてインド鉄道での仕事として参加したような、技術を高めたり学んだりするようなものではなかった。なので、6週間後に父がスーツケースを転がして家に戻って来た時には、ほとんど何も変わっていなかった。でも、ヨガ(ちなみに、ヨガの音節は元のサンスクリット語でヴォーグと同じである)、瞑想、マインドフルネスをこよなく

愛するようになっていた。そのプログラムでは、ストレスにどう対処し、集中力やパフォーマンスをいかに改善し、他の雇用者とどのようにうまくやっていくかということを教えていた。

ヨガは私の母国で発祥し、すでにインド文化に必須のもので、その起源は何千年前にもさかのぼることを鑑みると、父はそれを受け入れる準備ができていたと言っても、驚くべきことではない。しかし１９９０年代を振り返れば、この古代の信条が新しいもののように再び受け入れられ、その動向は世界中に大々的に広がり、アメリカやイギリスのような国でも流行となった。もちろん、私は当時、友達とクリケットをしに行こうと急いでいる時に、午後早くにソファの上で瞑想をする父の姿を見ても、新しいものだとは思わなかった。

でも姉と私は、父が毎日この振る舞いをするのに気づき始めた。父は昼食のために仕事場から家に戻ってきて、15分間の休憩時間をソファで瞑想して過ごしたのだ（時には眠りさえした）。父は私たちに、緊急事態でない限り決して邪魔をしないように、と伝えていた。事実、彼は非常に瞑想が上手で、雑然とした我が家で、電話が鳴っても、ドアベルが鳴って誰かが来ても、やかんや鍋が音を立てても、テーブルから皿が片付けられても、静かにソファに身をゆだね目を閉じていた。

父はこの日課の「パワーナップ［短時間で効率的に疲労を回復させる昼寝のこと］」を、ある芸術的領域まで高めていき、私はいつもそれに驚かされていた。時々、そのパワーナップの後に、どれほど晴れやかな気持ちになったかということを教えてくれた。疑うまでもない。こうしてつかの間の睡眠をとることで、さまざまな重要な面で、父の脳は休まり、気持ちが静まったのだ。だが当時の私たちはそのことを理解できなかった。私は若くて、力がみなぎっていたので、自分にパワーナップが必要だなんて少しも思わなかった。あらゆる事柄がこの20－30年間に変わっていった。そして、気づけば、30代前半となり、睡眠研究室でことさらに難しい課題に取り組んでは押しつぶされそうになっていた。

私は28時間眠らずにいた時もある。患者を入院させたり、病院の夜間当番をこなしたり、そうこうしながら午前8時に仕事を始めてから夜間もずっと起きたまま、翌日の正午まで働き続けたのだ。そして、その日の夜、シカゴまで3時間運転しなくてはいけないという、厳しい状況が私を襲った。しかし、疲弊していて、とてもそんなことはできそうになかった。そんなとき、ふと父のパワーナップのことを思い出し、考えた。待てよ、ちょっと睡眠研究室に行って、数分間寝ればよいのではないかな？　もちろん、そうした。アラームを20分後に鳴るようにセットして(そうでなければ、午後ずっと寝てしまいそうだったから)、仮眠をとった後にはなんともいえない素晴らしい心地がした。そして、シカゴまでの運転ももちろん問題なかった。

そのときに気づいた。すごい！　私はパワーナップをこんなにも効果的に使うことができたのだ。父からすでにパワーナップをある意味芸術として学んでいたけれど、さらに科学的な知見も教えてもらっていたことが役立った。またこのとき、私は人生において、父親としての役割やこなさなければならない山のような仕事や多忙なスケジュールが、ときに厄介な方法で、絡み合うことも少なくない時期を迎えていた。私はとりあえず、15分間のパワーナップを時間にこだわらず大切な日課として取り入れることに集中した。蛙の子は蛙、息子は次第に父に似てくるものだ。最近は、睡眠研究室の2階に行き（私の仕事場は1階）、毛布を掛けて携帯電話のアラームを設定して寝る場合が多い。2階まで階段を上っていくのが面倒な時には、ヨガマットを仕事場の床に広げてその上でパワーナップをする。私は週末にもそうするように最善を尽くしている（週末には難しいのだが、努力している）。

この短い休憩は何の意味もないように見えるかもしれないが、私の午後の思考力に鋭気を与え、家族との夜の時間もとてもよくなった。パワーナップができなかった日には、午後3時くらいにはまったくエネルギーがなくなるのが実際によくわかる。そういう時に、睡眠研究室を覗いてみてほしい。私は、甘いコーヒーを飲み、白衣を着たままエクレアドーナツを片手に忙しく動き回っているだろう。

NASA（アメリカ航空宇宙局）は昼寝（制限付きの休憩）の研究を操縦士に行い、昼寝をした者は「一定のパフォーマンス力を維持することができた」と報告している。★01 研究では、15分から20分昼寝をすると一番効果があったという。昼

900秒のパワー

毎日正午から午後3時の間に、短い時間でも、身体を休めてゆったりさせる。まあ、普通は30分、最長でも45分まで。15分の間（900秒間）は心を鎮める。これが、素晴らしいパワーを生み出す。この簡単な15分間の「リチャージ」はあなたに次のような力を与えてくれる。

- 正確性
- 俊敏性
- 警戒力
- 感情面の落ち着き
- 集中力
- 創造性

寝が45分以上、もしくは2、3時間にまでなってしまうと問題が生じる。睡眠－覚醒の概日リズムが狂ってしまい、情緒不安定になったり睡眠障害になったりするおそれがある。

なぜ睡眠がそんなに心地よいのか

日中にほんの少し休むのでも、布団にもぐって長くゆったりと眠る夜でも、質の高い睡眠は本当に気持ちがいいものだ。それはなぜか？

すべての答えは脳、つまり本章で解説するところにある。少し専門的な表現をするかもしれないが、それはひとたび睡眠中に脳内で起こっている実際の機能を理解できれば、睡眠をもっと重要なものと考えようという気になると信じているからである。夜間に5時間の睡眠をとるだけでは睡眠中に起こる脳の機能を発揮させるのに十分ではないのである。通常9か月かかる妊娠期間を3か月に短縮すると元気な赤ん坊が育たないのとまったく同じだ。一晩の睡眠が7、8時間に満たないと(個人の必要性によるが、ときには9時間の人もいる)なにより健康的な生活を送ることはできない。

夜間の7、8時間、あるいは9時間の睡眠は脳にとって非常に大切な時間である。たとえば、睡眠が生涯保証の特別な洗濯機だと考えてみよう。汚れた衣類を洗うのではなく、一日の活動中に脳内に溜まったべたべたした物やごみくずをきれいにしてくれる洗濯機だ。洗濯機のサイクルのように、睡眠サイクルも次のことをしてくれる。

- 脳の洗浄、修繕、回復
- 記憶や知識、そしてその日に学んだあらゆる事柄の整理、整頓、まとめと区分け
- 毒素を洗い流す
- 身体的にも精神的にも翌日のために準備完了の状態にする
- おそらくは、まだ発見されていない、もっとたくさんのこと

最近の研究では、睡眠中に脳細胞は少し小さくなり、その隙間にあるニューロンが大きくなることが明らかになった。また、睡眠中には、ニューロンの周りにある脳脊髄液(CSF、脳や脊髄が浸かっている液)の流れる速度が2倍になる。★02 CSFの流れが非常に速くなると、圧洗浄のようになる。忙しい日の労働で溜まった毒素もべたべたしたものも一気に洗い流してしまう。睡眠が不十分な場合にこの過程がきちんと行われていないと考えてみてほしい。結果として健康に影響が出るのは当たり前だろう。

べたべたの原因の一つは、β《ベータ》アミロイドと言われる代謝産物だ。βアミロイドは脳の周りに長い間くっついていてほしいとは思わない物質だ。毎日、朝には回収されなくてはいけないゴミなのだ。研究者は、マウスでも人間でも、睡眠不足が原因で、脳の記憶に強く関連している部分にβアミロイドの沈着が起

こったことを示している。★03 また、それらに関係した研究として、βアミロイドの沈着が認知症やアルツハイマー病に関連していることも伝えている。認知症やアルツハイマー病になってしまうのは、本当に辛い。

だから私は「脳洗浄」を奨励したい(断っておくが、洗脳ではない)。私たちは、適切な質と量の睡眠をとると、本当に気持ちがいいことは知っている。そして、洗濯機のサイクルを実際に急いで終えられはしないのと同じで、睡眠も急ぎでは済ませられない。もし、夜間の睡眠時間を削ると、脳の機能と回復に欠かせない重要な洗浄サイクルを省いてしまっていることになる。

睡眠中の脳内を覗いてみよう

脳が全身の管制官であって睡眠を守っていると考えよう。睡眠サイクルのさまざまな段階に応じて、脳内の異なる部位が働く。次の図は、私が学生のために数年前に作成した脳の図だ。これは、睡眠中の脳とホルモンのそれぞれの関係を示している。

睡眠中の脳内を覗くことができれば、きっと素晴らしい交響曲が聞こえてくるだろう。金管楽器、打楽器、弦楽器、木管楽器の代わりに、メラトニン、アデノシン、GABA(γ《ガンマ》アミノ酪酸)が睡眠交響曲を奏でる。メラトニンは聞いたことがあるだろう。では、他のアデノシンとGABAは聞いたことがあるだろうか？
まず初めから説明しよう。夜になり周囲が暗くなり始めると、（14時間以上覚醒していると仮定して）、松果体からメラトニンが自然に産生され始める。松果体は脳の二つの半球が合わさっている中心にある部分だ。これが、他の脳内のさまざまな部位で睡眠に関係するホルモンが活性化されるのに影響を与える。身体中のほぼすべての細胞はこの信号に対して反応する受容体を持っている。また、この受容体はすべてメラトニンによって守られている。

さらに、メラトニンとともにアデノシンも作用する。アデノシンは日中にエネルギーを使っていると溜まってくる化学

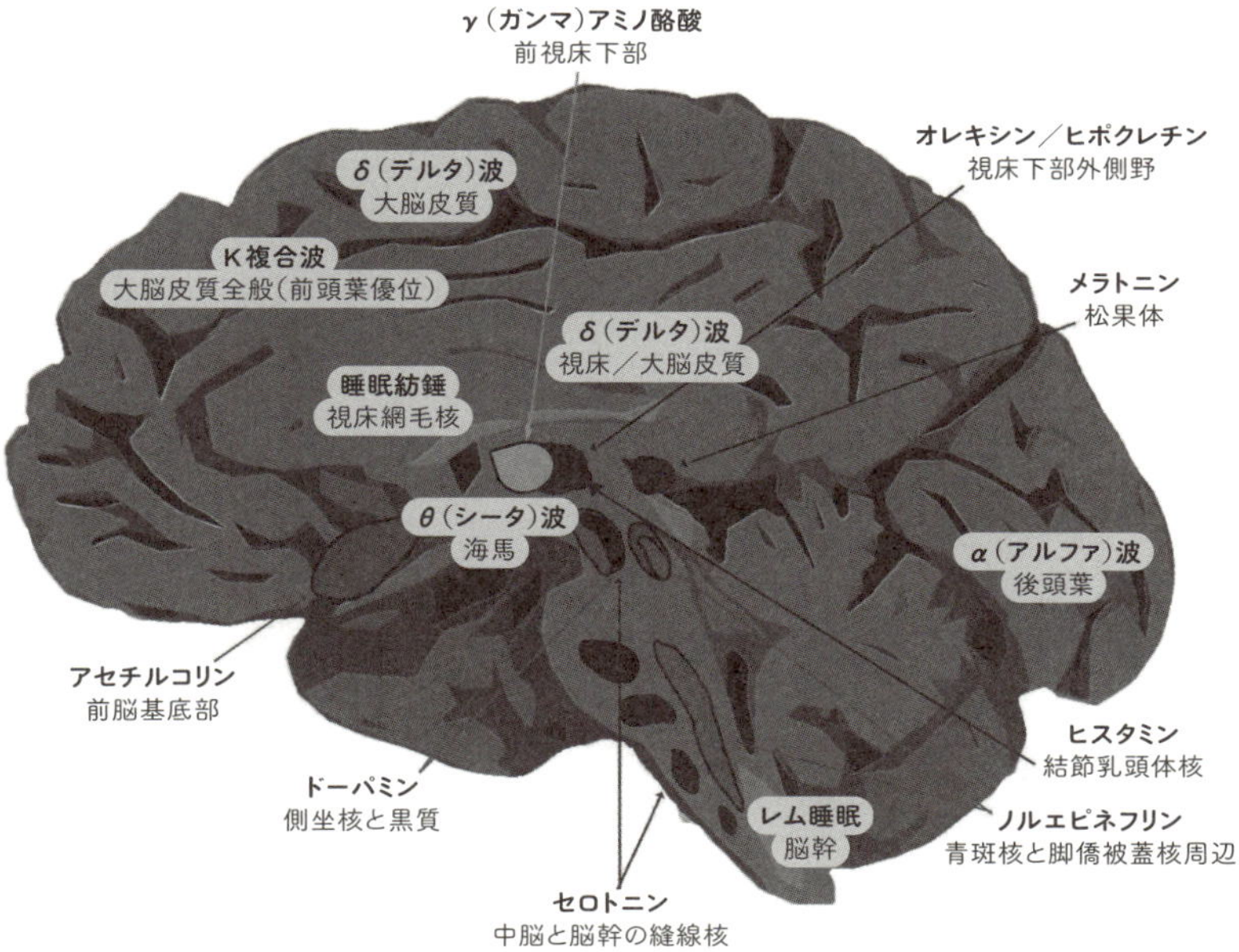

作図＝メリッサ・パム、ダーレン・パム、アブヒノブ・シン
［図4.1］メラトニン、睡眠紡錘など。脳の活動的な睡眠交響楽団の様子。

カフェインの難しいところ

朝いちばん、あるいは午後にいただく一杯の温かいコーヒーが嫌いな人がいるだろうか？　コーヒーは法的に認められて特になじみのある世界共通の覚醒剤である。しかし、カフェインとアデノシンにはぜひとも触れておくべき興味深い関連性がある。

眠りから覚めて、エネルギーを使い始めると、脳はATP(アデノシン三リン酸)を燃焼する。ATPは小さなエネルギーパッケージのような分子だ。それを使い終わると、アデノシンという残留物ができる。まあ、中身をごくごくと飲んでしまった空き缶のようなものだ。一日を通してアデノシンができればできるほど、もっと疲れて眠気を感じるようになる(空き缶が家の玄関に溜まっていき、うずたかく積みあがる様子を思い描いてほしい)。睡眠をとると、その空き缶はすべてきれいになくなる。玄関はきれいになり、目覚めた時には爽快な気分になる(その日もやがてまた缶は溜まっていくのだが)。

疲れた時にカフェインを摂っても、決してアデノシンがきれいに掃除されるわけではない。カフェインは人工的なアデノシン受容体拮抗体である。つまり、カフェインは空き缶の山の上に毛布をかけて見えないようにする(が、山はなおもそこにある)のだ。だから、数時間は気持ちよく過ごせるが、カフェインの効果が切れ始めると、気持ちよさは減ってくる(カフェインの半減期は6時間である。つまり身体の中のカフェインが半量になるのに6時間かかる)。空き缶の上にかけていた毛布が取り去られ、玄関先には、さらに多くの空き缶、すなわちアデノシンが積みあがっている。もう、空き缶が多すぎて、玄関もめちゃくちゃになってくる(それが、カフェイン切れだ)。

カフェインを摂った人は覚醒しているが、決して研ぎ澄まされている状態ではない。目は開いているが、脳は働いていない。つまり、「フェイクの覚醒」なのだ。それは自分でも感じていることだろう。何をしても、たとえカフェインを摂っても、睡眠をとったときほど爽快な気分にはなれない。その原因が今ではわかっただろう。

朝目覚めた時に、コーヒーを飲まなければ覚醒できないのであれば、睡眠中にアデノシンがきれいになくなっていないという兆候である。つまりこれは、睡眠が十分にとれていないという合図だ。だから、注意しなくてはならない。

物質だ。アデノシンが溜まってくると、どんどん睡眠導入への加速度が上がる（このことを、恒常性維持のための睡眠圧ともいう）。

メラトニンとアデノシンが合わさると、ＶＬＰＯ（腹外側視索前野核、後部視床下部のニューロンの集まり）を刺激する。ここが刺激されるとＧＡＢＡを放出する。ＧＡＢＡは覚醒を促進する管制官を制止し、ノンレム睡眠を促進する化学伝達物質だ。エピネフリン、ドーパミン、セロトニンはＧＡＢＡによって遮断される。ＧＡＢＡが増えると、私たちはますます眠くなり、睡眠に入りやすくなる。

この過程を飛行機での移動にたとえることができる。この場合、メラトニンは飛行機に乗るための切符である。アデノシンは8時間の飛行中のシートベルト。ＶＬＰＯとＧＡＢＡは飛行機が離陸に使うジェット燃料だ。すべてが揃って、睡眠のエンジンがかかる。そして、空に旅立ち、夢の世界に行くのだ。

睡眠の段階

睡眠には段階1、段階2、段階3（まとめてノンレム期）と、レム（ＲＥＭ＝Rapid Eye Movement／急速眼球運動）期とがある。専門的には5つの段階があるが、段階4はほとんど研究目的で使われるので、この本では段階3と4とを段階3として説明する。臨床的にも同様に利用されている。

段階1はそれほど長くはない。ちょうど離陸する前に飛行機が滑走路まで移動する時と考えてもらっていい。眠くなり、本を閉じて、灯りを消して、目を閉じる。段階1は睡眠全体の5パーセントしかない、まだ電灯の明るさを感じるノンレム睡眠で、ちょうど飛行機が離陸したくらいだ。

飛行機が上昇し、上空3キロメートルの高さに達して方向を変え始めたとき、私たちは深い眠りに入る。ここで段階2になり、これが夜の大部分を占めることになる。脳波では、θ(シータ)波が優勢になり、ゆっくりと全体が同調するようになってくる。

段階2では、紡錘波が表れ始める。紡錘波は、ノンレム睡眠期に視床領域での活動が生み出した小さな波、または、かなりすばやい大きな波(バースト)であって、脳波で記録できる。このバーストは、ほんの数秒しか続かず、原因にはいくつかの仮説がある。私たちは、これが抑制の役割をして、灯りが睡眠を妨げるのを防ぐ働きがあると考えている。もし、隣人が変な時間にドアをノックしても、脳が耳栓をしてしまうかのように、家の中にいる人にはそれが聞こえないといった場合だ。いずれにしてもこれがバーストの機能という仮説だ。

この段階2の間に、K複合波が出る。これは、極めて短時間に起こる大きな波だが、段階2のノンレム睡眠期の指標となる。K複合波の機能と出どころは、(前述の)紡錘波と似ていると考えられるが、脳をちょっとした覚醒刺激から防御し、睡眠が継続できるようにしている。

段階3にいったん入ると、飛行機は目的地に近づき、降りていく。この時、脳波はゆっくりになり、δ(デルタ)波に変化する。δ波はゆったりとして全体に同調した大きな波である。この段階を徐波睡眠、もしくは深い眠りや熟睡とも呼ぶ。身体の筋肉は完全にリラックスしている。血圧、そして脳内や身体の体温も下がり、呼吸はゆっくりと規則的になる。この段階で、筋肉が修復され、記憶は集められ整理整頓される。「ごみ」も脳や身体からきれいに洗いだされ、成長ホルモンが放出される。ここで夢を見ているが、この夢は思い出すことはできない。

骨の成長、細胞の修復、筋肉の成長、治癒、免疫機能の強化、学習、理解、そして、もっと多くのことがこの段階で起こっている。またCSF（脳脊髄液）が急速に移動し、悪いものをすべて圧洗浄してきれいにしてくれる。だから、この段階の睡眠は非常に重要である。この段階の睡眠は、逃してはならないと思う最高に効果的な部分だ。この夢の時間を短くする度に、これらの大切な機能を逃していることになる。そして、覚えていてほしいことは、段階3の十分な睡眠に辿り着くまでにはかならず初めの段階1と段階2の睡眠段階を通らなければならないことである。

この段階の睡眠がどれほど大切か？　最近の研究では、『ネイチャー・コミュニケーションズ』誌で、慢性睡眠不足で、一晩の睡眠時間が6時間を下回る50代から60代の人たちは、認知症を発症する確率が約30パーセント高いという結果がある。★04　これは本当に大きな違いである。また、他の研究機関でも、似たような傾向を示す結果が出ている。まだ、中年時代（50－60代）の睡眠不足が認知症の原因である確証はないが、このリスクの関連は無視すべきではない。

逆説的な睡眠の逆説

睡眠のすべての段階のうち、何より魅力的で謎めいているのは、おそらくレム睡眠だろう。このとき夢と睡眠がより合わされ、夢を見ている人の脳を検査すると、まるで起きているかのような様子が見られる（ゆえに逆説である、というわけだ）。必要とされる8時間の睡眠をとると、主に睡眠の後半で2回ほど、レム睡眠をとっていることになる（レム睡眠は3回か4回に細かくわかれ、夜が深くなるにつれて1回の時間も長くなる。最も長くてだいたい40分くらいだ）。

私たちはなぜ夢を見るのか。そして、その夢が何を意味するのか。夢というものは、まことに私たちを魅了し、さまざまなものを創造している。文学では『不思議の国のアリス』、映画では『インセプション』（2010）、他にも流行歌や伝承民話、芸術、詩歌、他にも「R.E.M.」というバンドまである（1990年代前半の私のお気に入りだ）。レム睡眠は1953年にシカゴ大学で発見された。私はそこで面接を受け、レム睡眠の発見を記念した飾り版が壁に掲げてあるのを目にしたのを覚えている。発見から70年経った今も、私たちは、あまりレム睡眠のことについてわかっていない。

レム睡眠に入ると、ゆっくりとしたδ波が変化する。突如として、短くて急な動きの小さな波になり、20－30分の間、継続する。身体は、急に筋肉の緊張がゼロになり、眼球がきょろきょろと不思議な動きをするようになり（Rapid Eye Movement、これが、レム睡眠の語源である）麻痺したような状態になる。レム睡眠で夢をみている間に、身体は起きている時とほぼ同様のエネルギーを使う。レム睡眠の間に体温は一番低くなり、睡眠の飛行時間の3分の2の所まで来ている。矛盾するようだが、心拍は高まり、不安定になる。脳は、覚醒時と同じように酸素とグルコースを消費している。

目覚めた時、レム睡眠中に見た夢を覚えていることも少なくない。しかし、その記憶も徐々に薄れていくことが多い。最近のデータから、科学者たちは、夢は、創造しようとする私たちの意識と精神面に関連するはずだと考えるようになった。[★05] これらには、肯定的、否定的な感情や記憶も含まれる。そして、現在は、レム睡眠をとる時間が少ない人は、人生も短いということがわかっている。[★06]

夢が意味するものや象徴するものは、オンラインでも書籍でも調べられるし、プロの夢鑑定士に会って知ることができる。しかし、それらは、科学的に裏付けされたものではないし、私からすると、どちらかというと主観的だと思っている。夢から覚めると、心の中で答えられていない質問がいくつもある。もしかして夢は精神的に重要なものを明らかにするものかもしれないし、単なる電気信号かもしれない。この本では、その夢に関しては一度脇に置き、脳と睡眠に関連する項目で私が夢と同じくらい興味を持っているもの、睡眠随伴症(パラソムニア)について話を進める。

睡眠が変化球を投げる時

寝ている間、あるいは、眠っているか目覚めているかのはざまをウロウロしている時にも、物事が間違った方向へ進むことがある。そういった異常行動を睡眠随伴症(パラソムニア)と呼ぶ。1930年に、フランスの研究者アンリ・ロジェ氏が、ギリシャ語での「一緒に並んで」を意味するパラとラテン語での「睡眠」を意味するソムスとを合わせて、パラソミという用語を作ったとされている。その用語が定着し、現在でも私たちはこの用語、パラソムニアを使用している。

睡眠随伴症という特徴的な異常行動の例としては、夢遊病、夜驚症《やきょうしょう》、寝言、睡眠麻痺、睡眠関連摂食障害、悪夢、そして、レム睡眠行動異常がある。レム睡眠の間に起こるものも、ノンレム睡眠の間に起こるものもあるのだ。睡眠随伴症は患者にとって(いや、配偶者にとっても)恐怖であり、さらにひどければ、重大な脳の疾患の兆候の時もある。

かつてルイスという患者が睡眠中に異常な事が何回かあったということで、私のもとにやってきた。ルイスは、50代で健康には問題がなく、野球のコーチを務めていた。しかし、ルイスは夢の中でも野球をしていたのだ。バットを振り回し、ボールを投げ、そして、まるでスタジアムで生の試合が実際に行われているかのように話した。睡眠中には、ベッドのいろいろなところを叩き回って、間違って自分の妻に飛び乗ったり、妻を叩いたりした。時々、電灯をバンバン叩いたり、ナイトテーブルの上の物を全部床にはたき落としたりもした。ベッドから飛び降りて勢い余って膝を負傷したこともあった。これらの夢で、莫大なエネルギーを費やすため、彼は日中もずっと疲労感がひどかった。夜にベッドに行くのが危険だとさえ感じるようになった。そればかりか、本当にひどい状態だったので、妻はついに別の部屋で休むようになった。

彼はドラッグを使っていた？　脳腫瘍があった？　てんかん発作を起こしていた？　彼の担当医は疑問に思い、その答えを求めて私に患者を紹介したのだ。というのも、こうしたことはすべて眠っている間にしか起こらなかったからだ。

私はレム睡眠中の睡眠随伴症を疑った。それは、睡眠研究室での睡眠検査ですぐに明らかになった。一般的にレム睡眠時には、全身の筋肉が麻痺状態になる。だから、夢の中で跳んでも、実際には跳んでいない。これは、サンフランシスコの急な坂道で駐車する時のブレーキのようなものだと考えてほしい。駐車した後にこのブレーキが有効であれば、車が坂道を転がり落ちてしまうことはない。身体はレム睡眠中には、ある特定の筋肉にこの駐車のためのブレーキの役割をさせて、あなたが安全にいられるようにしている。誰でも奇妙な夢は見るけれど、それで怪我をする人などいないだろう。

しかし、ルイスはそのブレーキに問題があった。レム睡眠の間、彼の手足の筋肉がピクピクしているのがはっきりと見えた。彼はさかんに何か呟いていた。彼は家でしたように、何か行動を起こすことはなかった。私たちとしては、夢を見ている間に見られるはずの筋肉の麻痺が正当に作用していないことを確認する必要があったが、それは間違いなかった。彼の駐車ブレーキは有効でなかったのだ。

一般的にレム睡眠行動異常には薬物治療を行うことがある。ルイスの症状に対しては低容量のクロナゼパム［クロノピンとしても知られ、一般的に不安神経症に対して処方される］の投薬治療を開始した。一週間のたった半分も過ぎないうちに、彼の問題は劇的に改善した。その後、容量を少しだけ増量し、それらの異常行動はまったく見られなくなった。彼の睡眠は本当に改善され、妻も同じ部屋で寝られるようになった。これも成功秘話だと思うだろう？

そんなに甘くない。私たちは彼の睡眠を改善した。だが、私のような睡眠専門医は、レム睡眠行動異常は、パーキンソン病の予備群になり兼ねないこともわかっている。実際にアラン・アルダ（俳優、脚本家、監督）がパーキンソン病に罹った時には、この経緯で見つかったのだ。２０１８年にＣＢＳ放送のＴＶ番組「This Morning」で、彼は、夢の中でジャガイモの袋を侵入者に対して投げたのだが、実際には、彼の妻に対して枕を投げていたのだという話をしていた。アルダは、このような夢とパーキンソン病の関連を調べた研究の記事を読んだのに加え、自らの経験も踏まえ、担当医に脳の検査を依頼した。そして、最終的にパーキンソン病の診断に至ったのだ。

私は、患者のルイスを、毎年、きちんと診察して、彼が低容量のクロノピンを服用して、平和に睡眠をとっているのを確認し続けている。クロノピンは、バリウムの誘導体であるが、習慣性が付くことがある。しかし、睡眠随伴症のための治療で、ほんの低容量なので、耐性がつかず容量を増やさなくては

眠気と疲労（もちろん、違いはある）

眠気と疲労を混同される場合が多い。しかし、睡眠オタクのような私にとっては、この二つは同じものではない。

疲労——エネルギーがない。疲労困憊。睡眠の後でも起こり得る。
眠気——眠くてうつらうつらする。あくびがでる。とにかく寝たいと思う。

空腹と口渇とが異なるように、眠気と疲労も異なる。一度に一緒に現れることもあるけれども、異なるものだ。口喝は、水分が必要な状態。空腹は食糧が必要。疲労は、エネルギーが必要。眠気は睡眠が必要。

疲労を感じる原因は数多くある。ストレス、きちんと食事が摂れていない、甲状腺の異常、薬の副作用、過度の運動など。しかし、眠気は単純である。単に、睡眠が必要なのだ。適切な睡眠をとって、その後どうであるかを確かめれば両者の違いがわかる場合は多いようだ。おそらく、睡眠をきちんととるだけで、生活の中の多くのことが改善されるだろう。

大西洋のこちら側では、昼寝は軽視されており、本当は眠いだけなのに疲れたふりをしている人をよく見かける。疲労は、称賛されてバッジをもらえることなのだ。「彼女は疲れるわけだ。なにせ80時間も働いているのだから」と。でも、眠気はどうだろう？　「見てごらんよ。彼は怠け者だわ」となる。私たちは人を判断する際に、結論を急いでしまう。私は私たちの文化における睡眠革命を起こす準備ができている。シリコンバレーで流行したナップポッド（nap pod）と呼ばれる睡眠マシンのようなただの一過性の流行ではなく、誰もが睡眠を快く受け入れ、睡眠に気を配るようにするのだ。みんなが夜間に8時間の睡眠をとるようになり、日中の短時間のパワーナップを受け入れれば、人類は恩恵を受けるだろう。

興味深いことに、子供においても、同じように言える。子供は私たちより、より多くの睡眠時間を必要としている。言うなれば、ADHD（注意欠陥多動障害）と診断されている子のうちおよそ3分の1は、慢性睡眠不足か隠れた睡眠障害を持っている。投薬で彼らは気持ちが落ち着く。なぜならば、多くの症例は、そのような患者の場合、覚醒作用を持つ薬剤が彼らの眠気を癒すからである。彼らはまだ睡眠障害について調べられていないのだ。これらの子供の多くが、睡眠不足や睡眠障害を治療することで、数多くの問題行動が解決することがある。

だから、今自分自身にも問うてみよう。私は疲れているのか、それとも、眠いのか？（もしくはどちらも？）

ならないこともない。

7年後の年一回の受診時、たしかにルイスがパーキンソン病に特徴的な行動をし始めていたことに気付いた。これが起こらなければいいと願っていたのだが、レム睡眠行動異常とパーキンソン病との関連は、無視するわけにはいかないようだ。2015年の研究では、このタイプの睡眠随伴症を持つ人の30パーセントの人が、パーキンソン病、認知症、もしくは類似の神経変性疾患を3年以内に発症したという。そして、7年半になると、その数は66パーセントにまで上昇している。★07

原発性睡眠随伴症か二次性睡眠随伴症

ルイスの例では、レム睡眠行動異常は単独の睡眠障害として現れた。しかし、時には、レム睡眠行動異常は、他の疾患が元にあり、それにつられて現れてくることもある。この場合、私たちは、二次性睡眠随伴症と呼び、治療法も変わってくる。

タレックは、非常に珍しいケースで、初めて私の外来で会った時のことを忘れられない。彼は、エプワース眠気尺度［日中の眠気の程度を調べる質問票］で24点の満点だった。そんな症例は聞いたことがない！　これが何かと説明すると、文字通り、最悪の状態を示す点数である。質問票では、日中のさまざまな状況でどれくらい眠り込んでしまいそうなのかをそれぞれ0から3の間で回答してもらう。本を読んでいる時、テレビを見ている時、昼食後に仕事の机に静かについている時、などである。タレックは疲れと眠気が非常に強く、8つの質問にすべて「3」と回答した。疲労困憊して驚くほど眠気に襲われていた患者だった。

彼は50代前半で、重症の閉塞性睡眠時無呼吸症候群の診断を受けていたが、もう夜間のCPAPには耐えられなくなっていた。彼は4年間CPAPを使わずに過ごし、ついに、私の外来にやってきた。過度の眠気に襲われ、危険なほどうつろで、はっきり言って惨めな状態だった。タレックは診察の間にもよく眠り込んでしまい、妻が代わりに話をしてくれたものだ。それくらい、彼は眠気に襲われていた。

しかし、彼の睡眠時無呼吸の影響はそれでは収まらないかのように、彼は年月を重ねるにつれて徐々に、夢の内容の行動化を体験するようになり、年を経るにつれ、それはますます悪化していった。夜間には大声で話し、ベッドから落ち、最低でも3回は目が覚めた。一度は睡眠中に、頭上の壁をパンチして壁にくぼみができた。ベッドから落ちてナイトテーブルに頭をぶつけて、傷を縫わなくてはいけなくなったこともあった。妻が言うには、彼はベッドを壁側に移動させて、少しでも安全に眠れるようにしていた。

タレックは重症の睡眠時無呼吸症候群に加えて、睡眠随伴症による睡眠の断片化にもみまわれていた。どちらが元の原因なのか。私は更なる情報が欲しかった。

タレックに睡眠検査を受けてもらい、私はその結果に非常に驚いた。睡眠時無呼吸症候群の重症度の度合いが予想をはるかに超えていた。なんと、一晩の間に99回も呼吸が止まっていたのだ（通常の睡眠時無呼吸症候群では5回で、重症になると30回である）。しかも、レム睡眠行動異常に合致するが、尋常ではないくらい上下肢（手足）を動かしていた。私たちは、彼に家でＣＰＡＰを使うように指示したが、それでも効果はなかった。彼は単に、ＣＰＡＰを使うことができなかったのだ。

なんとかしなければならなかった。私の考えでは、睡眠随伴症はおそらく二次性のもので、睡眠時無呼吸症候群が元の原因であった。もし、睡眠時無呼吸症候群を治療できたなら、おそらく睡眠随伴症も改善するだろうと。だから、彼は、鬼門となっているＣＰＡＰの装置を使いこなせるようにならなくてはいけない。

そういうわけで、タレックにはなんの薬も処方せず、一種の行動療法で、脱感作《だつかんさ》という方法を選んだ。これは、さまざまな恐怖症に対して一般的に行われる療法である。脱感作とは、もし蜘蛛が怖いと思っているとすると、その恐怖心に打ち勝つために、蜘蛛の写真を見せたり蜘蛛園に連れて行ったり、手の上に蜘蛛を載せて慣れさせたりする方法である。タレックにとっては、ＣＰＡＰがこの蜘蛛と同じような存在だった。

タレックはＣＰＡＰにかなりの嫌悪感を持っていた。だから、私は、改めて彼にじっくりとＣＰＡＰの装置について話して紹介することにした。タレックはＣＰＡＰを心底から嫌っていたので、患者と臨床家の私のどちらにとっても、かなりの忍耐を要した。初めは、彼にＣＰＡＰの装置を毎日、数分間見ることを求めただけだった。触らなくてもいいし、もちろん装着する必要もない。ただ見るだけである。見ることに抵抗がなくなったら、CPAPの装置を毎日、数分、手に持たせた。装着する必要はない。ただ、その装置の感じに慣れて、恐怖心をそれほど持たずに済むようにと願っていた。

充分な期間を費やしてから、ついに、彼がCPAPを装着する心の準備をしたとき、私は彼の顔に毎日、CPAPを何回かつけさせた。そうしている間に、彼はそれを装着して短い仮眠をとれるようになった。それから、徐々に陽圧をかけていった。この時点で、彼に髭を剃るよう頼んだ。髭が多い場合、きちんとマスクができず、圧が漏れていくのだ。彼は髭を剃り、そして、ついに彼がCPAPに耐えられる時が来た——ゆっくりゆっくり。少しずつ、陽圧と呼気の解放圧も調整し、ちょうど彼の呼吸に合わせることができた。

奇跡の時だった。彼が睡眠検査を受けてから4か月経過し、私にまた会いに来た。毎晩CPAPを装着しており、エプワース眠気尺度では24点から13点に改善していた(ちなみに、10点以下が正常である)。彼の睡眠状態はかなりよくなり、睡眠随伴症も改善していた。壁は修復され、

単に息をするだけ……

CPAPの装置は、新しい靴をおろすようなものだ。新品の靴を箱から出した時には、足にピッタリはまって心地よい、という感じではない。まず、そこを打破しなくてはいけない。もしくは、時速60キロメートルで走行中の車の窓から頭を出している感じを想像してみよう。かなり強い風が顔に当たるのを感じると思う。CPAPでは、落ち着いて器械に合わせてゆっくりと呼吸をすることが必要で、装置からの強い風が当たってもパニックにならないようにすることが必要だ。患者のほとんどは、CPAPに慣れるために、少しビタミンP(忍耐patienceのP)が必要であることに気付いた。

診察中もずっと起きていられた！　血圧も改善し、情緒も安定していた。しかも、彼は精神科から処方されていた抗不安薬も減らすことができたのだ。

２０２１年に、タレックを最後に診た時には、彼は非常に調子がよさそうだった。彼の呼吸の休止は一晩に99回から15回未満に減った。治療は成功した！　だが完璧とは言えなかった。というのも彼は髭が好きだったからだ。彼はたとえＣＰＡＰから圧が少し漏れるとしても髭を伸ばそうと決めたのだ。私たちは、ここでは完璧を求めることはできない。そして、そこで妥協できるのであれば、それでいい。私たちにとって最も重要なのは、彼自身の生活を改善させることなのだ。

私は今後もタレックの睡眠とパーキンソン病の兆候が出てこないかどうかをきちんと診ていくつもりだ。とはいえ彼のレム睡眠行動異常は二次性で原発性睡眠随伴症ではないので、ルイスの時のように心配はしていない。科学はまだまだ発展途上だが、私は彼がパーキンソン病にならないことを期待している。

睡眠随伴症（パラソムニア）

- **ノンレム睡眠**
  - 夢遊病
  - 夜《や》驚《きょう》症《しょう》——4-12歳の子供に多い
  - 睡眠関連摂食障害
  - 歯ぎしり（口腔内悪習慣）
- **レム睡眠**
  - 悪夢
  - 睡眠麻痺
  - レム睡眠行動異常

新しい考え──これまで、そして現在

20世紀を迎えて以降、睡眠に対する信条は大きく変わった。20世紀当初には、睡眠は完全に遮断された時間だと考えられていた。古い考えは、脳も身体もすべてが固定され、外界から遮断され、休息をとっているというものだった。

現在、私たちはもっとよく理解している。夜間の時間の25パーセント以上で脳波活動がとても活発であるとわかっている。これは夢だけではなく、睡眠中にCSF（脳脊髄液）が起きている時の2倍の流速になり脳細胞を洗浄するためでもある。睡眠というのは、その間に、私たちの身体をきれいにし、機能を維持し、修復、修理し、そして、若返らせる、貴重な時間なのだ。その間に緩徐になったり急速になったりという調和は修復を目的とした設定なのだ。成長ホルモンが促進され、免疫機能は強化される。血糖状態もよくなる（インスリンも抑制されるので夜間に空腹になることがない）。抗利尿ホルモンも放出され、夜間にトイレに何回も行かずにすむ。これらの過程のすべて（そしてその他にも多くのものが）夜間に同調され、身体が修復にもっと集中できるようになっている。この維持のための工程は非常に重要で、事実、身体が一生涯の人生において、最優先にするであろう。

しかし、私たちの多くが「健康」について考える時、この睡眠のことを考えているだろうか？　そうではないだろう。世界保健機関（ＷＨＯ）は、健康とは、ただ疾患がない状態、ということだけではなく、身

体的にも精神的にも社会的にもとても健全な状態ということだと定義している。これは非常によい定義であるけれども、まだまだ十分ではない。私は「健全な睡眠」を健康の定義に加えてもらいたいと思っている。結局、効果的な睡眠で皆が幸せになるのだ(この考えは非常に重要で、次章で詳しく説明する)。

単に目を閉じることが、よく寝ていることを意味するのではないし、このうえなく望ましい健康状態になれるということでもない。また、健康状態をさらに高めようと栄養や運動のみに過度に注目しても、それは不十分である。毎日(毎晩)の質のよい睡眠が同じように必要なのである。しかし、何かを評価したり直そうと思う前に、まずは状態をよく見てほしい。この本が、読者にとってその過程の手引きとなってくれると願っている。

睡眠医療分野は、その重要性がますます高まってきており、特に、米国睡眠学会のPAC(政治行動委員会)は、睡眠障害の認識、睡眠研究への研究資金の調達、公衆衛生としての睡眠を支持するための法令を促進するために働きかけている。次の時代には何が起こるのかを考えると、本当にワクワクする。私たちが睡眠の重要性に目覚めるまでに、あとどのくらいかかるだろうか? これは、現代の健康科学における「エウレカ(見つけた)」[ギリシャのアルキメデスが浮力を発見した時に発した言葉]」になるだろうか?

第5章――睡眠がもたらす50の幸せ

睡眠には無添加、カロリーゼロ、天然素材の幸せのジュースが見事に詰まっている。どれくらいほしいだろうか――睡眠の見張り番

夜、理想的な睡眠をとった後に気分が悪くなったという人はいないだろう。山から湧き出た美味しい水を飲んだり、美しい夕日に包まれてのんびりと過ごしたりするのと同じようなものだろう。それなのに睡眠がもたらしてくれる幸せを知らずに、多くの人たちが睡眠を当たり前のように考えている。毎晩、毎晩、しかも何年も。

科学者は、人生の満足度を数値化して、睡眠と幸せを関連付けて研究することに注目してきた。そして、ついに幸せを感じている人ほど良い睡眠をとっていることを突き止めた。しかし、このような研究には限界がある。幸せの定義は誰でも同じだろうか？　より幸せな人がよりよい睡眠をとれているのは、もうその人たちが十分に幸せだと感じているからだろうか？　それとも、よい睡眠をとっているから彼

らは幸せなのだろうか？

私は、現時点に至るまでの人生で幸いにも、7000人以上の患者の睡眠状態の改善を手伝い、また直にこの身をもって睡眠の恩恵を実感している。だから、この「卵が先か、鶏が先か」の議論が解決する必要性を感じていない。言ってみれば、人はどちらも手に入れることができるのだ。鶏も卵も手に入る。つまり、睡眠はあなたを幸せにするし、幸せがあなたによい睡眠をもたらす。

この章に挙げるリストは、本当にいいことだらけだ。睡眠ひとつによって、こんなにも多くの恩恵を私たちは受けているのかと驚くばかりだろう。睡眠の対極に不眠があるのと同様に幸せの対極にあるのは不幸である。したがって、本章の終わりには不眠症、つまり人生のストレスの多い出来事の後や、気分が沈んでいる時によく直面する睡眠障害についての重要な情報を伝える。

それでは、まずは睡眠がもたらす50（そうだ、50もあるのだ）の幸せについて、説明していこう。

▼睡眠は健康な身体を養うために役に立つ

❶エネルギーに溢れる——第4章で述べたように、理想的な質と量の睡眠をとると、身体は修復され、脳でエネルギーを使った後の代謝産物である不要物質はきれいに洗い流される。8時間の睡眠の「圧洗浄」がすべてのべたべたした物質をきれいに洗い流し、身体を休息させる。だからベッドから起きる時には、爽快で力がみなぎり、生き返ったように感じられる。身体は充電済みで、その日は一日中、パワーに溢

れていられる。つまり、会議中に注意力を切らさなかったり、丸一日長時間働いたあとに子供の宿題を手伝ったりできるというわけだ。

❷老化しにくくなる――2015年にUCLAで行われた研究では、成人の場合、たった一晩でも、睡眠をとらないでいると、DNAが障害を受け、老化が進むことにつながっていくという結果が得られた。★01 そして、2021年にUCLAで実施された別の研究では、初産後6か月の母親に注目し、夜の睡眠時間が7時間に満たない母親たちは、同じ世代で十分に睡眠をとれている人たちと比べて、3年から7年老化が早まっていると発見した。★02

❸痛みに強くなる――2019年に神経科学雑誌*Journal of Neuroscience*で発表された研究報告(*The Pain of Sleep Loss: A Brain Characterization in Humans*)の中で、「睡眠不足は痛みの認識を増幅させる」と述べられている。★03 また、2015年の研究で、不眠症患者は睡眠をよくとっている人よりも、痛みに対してのしきい値が低い、という報告もある。★04 さらに、繊維筋痛症の患者では、睡眠時間が断片的な患者ほど、痛みを多く感じたとの研究報告もある。★05 多くの機能が睡眠によって影響を受けているが、これは反比例の関係である。痛みが多いほど、睡眠時間が少ない。睡眠不足→痛み→睡眠不足→……と続くサイクルはとても危険だ。

❹薬の服用量が減る――これは、私自身の患者で何度も起こっていることだ。睡眠を十分にとれるようになると、睡眠剤は必要なくなることが多いし、抗鬱薬も減量できる。ときに高血圧の薬や心臓の薬の減量もできる。

❺頭痛が減る――気分の悪い緊張性頭痛や何もできなくなってしまう片頭痛。なんであろうと、誰にとっても頭痛は嫌なものだ。科学的にも不眠症などの睡眠障害は頭痛を引き起こすことが証明されている。また、２０２１年に学会雑誌Neurologyで発表された研究報告によると、片頭痛に悩まされている人はレム睡眠も少なかった。★06 さらに、国際頭痛分類第三版（ＩＣＨＤ－３）によると、通常の閉塞性睡眠時無呼吸症候群（診断が付けられていないことが多いが）では、頭痛、特に朝方に頭痛が起こりやすい。

❻糖尿病のリスクが下がる――健康な人でも、睡眠不足になると、糖尿病になるリスクが高まってしまう。研究では、一晩の睡眠不足でも、身体がインスリンに対して耐性ができることがわかった。★07 世の中はそんなに甘くない。

❼腰痛が減る――腰痛があると、夜間の理想的な睡眠にも影響が出る。一方で、睡眠状態がよくない場合にも腰痛がひどくなる。毎日きちんと睡眠をとること（第４章で述べた睡眠サイクルをすべて通過すること）で、身体はきちんと休息がとれ、腰痛も癒される。まず枕とマットレスは快適でしっかりしたものであることを確認しよう。

❽髪の艶がよくなる――成長ホルモンなどのいろいろなホルモンが髪の伸びに影響する。初期の研究では、メラトニンも、同様の働きをしているかもしれないとの研究結果が出ている。睡眠によって、これらのホルモンのバランスがよくなる。一方で、睡眠時無呼吸症候群は男性のてっぺん禿げや薄毛に関連する。睡眠不足はストレスにもなり、白髪や脱毛の原因にもなることがある。

❾筋肉が修復される――マラソン選手はすでに知っていることだが、毎晩、8時間以上目を閉じて睡眠をとることが筋肉の修復には欠かせない。研究では、質の良い睡眠が、深い眠りの間に、筋肉痛や筋損傷の修復を助けることが示されている。[★08] もし、毎日最後の2時間を削ってしまっているのであれば、睡眠から得られるすべての修復機能の恩恵を受けられていないことになる。

❿心臓が強くなる――心臓も筋肉でできている。だから、適切な睡眠をとって十分に手入れをしよう。睡眠不足は心臓の問題に関わってくる。高血圧、心不全、不整脈、粥状動脈硬化(動脈の内側の壁に脂質がこびりついて硬くなり血液の通り道を狭くし、血液循環を悪くする状態)、などもすべて含まれる。2019年の研究では、一晩に6時間未満の睡眠しかとらない人は、そうでない人に比べて20パーセントも心臓発作になる確率が高かった。[★09] すでに、心血管の問題を抱えている人は、特に心臓を守る行動を起こさなくてはならない。つまり、睡眠をとらなくてはならない、ということである。驚くことではないと思うが、3月から始まるサマータイムで時間が早まる翌日の月曜日には、すべての人が一時間早く起きる事を強いられているため、心臓発作の数が多い。さらに、未治療の睡眠時無呼吸症候群の人では、真夜中から午前6時の間に心臓発作が起こりやすい。[★10]

⓫体重が増えにくくなる――睡眠不足になると、一日を乗り切るエネルギーを求めて、身体はもっと食事やスナックを欲するようになる。グレリンのせいである。グレリンは、睡眠不足になると、胃粘膜から分泌されるホルモンで空腹感を感じさせる。名前の通り、おなかがグルグル鳴る。更に、疲れている

と、やる気が出なかったり、運動する際のエネルギーが足りなくなったりする。運動をあまりしないで、毎日午後3時に甘いドーナツを食べていたらどうなるか。嬉しくない体重増加となる。調査結果では、毎日の睡眠時間が5時間未満の人では、肥満になるリスクが増えるということがわかっている。また、肥満は癌になるリスクを高める(項目19を参照)。睡眠は健康な体重維持のための大切な秘密兵器なのだ。★12

⑫喘息発作が減る――2020年の調査では、喘息のある成人で睡眠時間が足りない人(夜間に5時間以下)、もしくは睡眠時間が長すぎる人(9時間以上)は、過去一年間に喘息発作もしくは、一晩以上入院する確率が高かったとのことだ。★13 注目すべきは、一日に9時間以上の睡眠をとる必要があったということは、他に疾患があったり、睡眠障害があっ

肥満と睡眠不足――想像以上に体重はあなどれない

肥満を改善するのは本当に難しいが、食欲と睡眠障害との関連は無視することはできない。科学的にも睡眠不足はより空腹を感じさせ、規律を失わせる。疲れた時にケールサラダを食べたいと思うだろうか。カロリーが多くて美味しいドーナツや揚げ物、アイスバーなどを食べたいと思うだろう。

しかし、これは現実世界にどう当てはまるのだろうか？　健康な睡眠はあなたのお腹周りにも、本当に効果があるのか。

答えはもちろん「YES」である。この10年間、何件かの研究で、この議論を支持する結果が示唆された後、シカゴ大学とウィスコンシン・マディソン大学で行われた2022年の最近の研究では、毎日1.2時間ずつ睡眠時間を増やしたところ(最終的には8.5時間までベッドにいる)、一日のカロリー摂取が270キロカロリー減った。これをもし、健康な睡眠の習慣を保てたとして単純換算すると、3年後には12キログラムの体重減少となる。★11

充分な結果だと思うだろう。もし、体重減少がまず一番の課題であるならば、あなたの一日の減量プランに、質と量ともに揃った健康な睡眠をとり入れるべきだ。英語のことわざにあるように「うっかり居眠りしていると好機を逃すよ(You snooze、you lose)」だ。しかし、この場合、嬉しいのは減量もできることだ。

たりするということにも言及しなくてはいけない。

⑬**運動能力が向上する**――週末にゴルフや水泳、マウンテンバイクでツアーをしたり、バスケットボールのシュートの練習をしたり、どんな過ごし方であろうと、適切な睡眠は、最高の結果を導いてくれる。第3章でも述べた通り、運動選手はより睡眠をとれば、パフォーマンスで目覚ましい改善を見せる。2011年のスタンフォード大学での調査では、バスケットボール選手で、一日に10時間の睡眠をとった者は、フリースローが決まる確率が9パーセント増えた上に、全力疾走時のタイムが速くなったということだ。[★14] これはたとえ、プロスポーツ選手でなくても同様に、睡眠による身体への恩恵を受けることができる。

⑭**反射能力が鋭くなる**――たとえ一日でも睡眠が欠けると、反応速度に遅れが生じ、反応はゆるやかになる。これは、個人にとっても社会にとっても、通行料を取られるようなものである。一日を通して、難しい判断をしなくてはいけない、通りを渡らなくてはならない、危険度の高い機械の操作をしなくてはならない、反応速度が問われる場面が多くあるのだ(第2章で紹介した睡眠不足が裏で関連していた事故について思い出してほしい)。反応速度を最適にするには、単に睡眠を無視してはいけないということだ。

⑮**バランス感覚が改善する**――睡眠不足になると、酔っぱらったかのような感覚でふらふらとするだろう。ふらついて立っていられなくなり、移動にも身の置き所がなく、倒れてしまいそうになるだろう。高齢者が睡眠不足の時に起き上がるとバランスを崩してふらつく。その際に転倒し、骨折することもあ

るし、その転倒が命にかかわるほど危険なこともある。

⑯転倒、負傷が少なくなる――睡眠をとれば、転倒が減るだけではない。睡眠不足になると、一般的に怪我をしやすくなる(項目14と15を参照)。運動中でも仕事中でもだ。睡眠はとても重要で、20年にわたるスウェーデンの調査が２００２年に発表されたが、睡眠障害のある者は仕事中の事故から死亡する確率が2倍だという。[★15]

⑰免疫機能が強くなる――睡眠は防御機能を強くする。研究結果では、毎日7時間以上の睡眠で、免疫機能が強くなる。Ｔ細胞が感染源を特定し、標的として攻撃することで免疫が働くのだが、このＴ細胞の働きに必要な成分(インテグリンなど)が生産されるからだ。[★16]

しかし、睡眠不足になると、この機能が弱くなる。免疫機能が弱まると、さまざまな病気や感染症に罹りやすくなる。しかし、可能な限り最善の睡眠をとることに投資すれば、強靭な免疫機能という報酬を得ることができる。強靭な免疫機能は、特にコロナ禍においては重要なことだった(コロナ禍と睡眠の関係については第8章で詳細に述べる)。

⑱ワクチンの効果があがる――免疫についての研究が始まってから、日常的に適切な睡眠をとる人のほうが、ワクチンの効果が高いことが明らかになった。２０２０年に国際行動内科学雑誌(*International Journal of Behavioral Medicine*)で発表された調査では、インフルエンザのワクチンを接種しても「短い睡眠時間は、……抗体価の減少に結びつく[★17]」とある。コロナウィルスは今でも世界中に広がっているが、ワクチンを受ける

前後に十分な睡眠をとれば、ワクチンの効果が免疫反応で大切な役割をするだろう。

⑲癌のリスクが減る——因果関係は確立されていないが、数多くの研究では夜間勤務が癌の罹患率に関連づけられ始めている(夜間勤務の人は睡眠時間の不均衡を経験しがちなため)。[★18] また、現時点で別雑誌の印刷前の段階ではあるが、閉塞性睡眠時無呼吸症候群と低酸素症(夜間に、呼吸が止まることにより、血液中の酸素濃度が低くなること)の患者は、癌に罹るリスクが高いことを示している研究もある。[★19]

遺伝子は睡眠中に見事に修復される。そして、睡眠状態が悪い事とDNA損傷とは関連していることもわかっている。メラトニンは腫瘍を壊し、DNAを守るものだと考えられているが、いまだ予備段階の小規模な研究では、そのメラトニンの機能が抑制されることが明らかになっている。[★20] この仕組みは完全には解明されていないが、睡眠を大切にすることは、癌のリスクを下げる方法のひとつだ。

▼睡眠が幸せな気分をもたらす

⑳情緒が安定する——イライラすることは、誰にだってある。睡眠は情緒を安定させる最良の手段だと科学的に裏付けもされている。たとえば2015年に、神経科学雑誌(*Journal of Neuroscience*)で発表された研究では、睡眠不足でレム睡眠が少なくなってしまった人は、感情を認識して操る能力が顕著に低下した。[★21] また、2021年に行動睡眠学雑誌(Behavioral Sleep Medicine)で発表された調査では、レム睡眠をとらなかった者は、否定的なイメージの写真を見せると、それを避けようとする傾向があった。[★22] もし、夜間の睡眠を

大切にすれば、たとえば上司との口論といった日常生活における嫌な経験をうまく解決したり、合理化したり、片付けたりできるようになるだろう。幼い時の最悪の日を思い出してほしい。おばあちゃんが「今日はゆっくり寝なさいね（一晩眠ればどうにかなるわよ）」と言ってくれただろう。まったくその通りなのだ。

㉑精神力が強くなる――「強靭な精神力」は、予想外のストレスのある事態に対応し、日常生活の中のいい事、悪い事の連続にうまく対処してやっていく能力のことである。睡眠不足になると、自分自身の気分も悪くなり、ネガティブ思考に傾き、いつもよりも孤独感を覚え、ちょっとのことで苛立ったり、問題解決のためのとても大切な情報を思い出すことも難しくなったりする。これらだけでなくもっと多くのことが忍耐力にも影響を与える。日々睡眠をたっぷりとればとるほど、身体の調子も良く、（感情的に）強くなっていると感じやすくなる。

㉒人生に対してポジティブ思考になる――あなたはどうとらえるだろうか？　コップに半分しか水が入っていない。もしくは、コップに半分も水が入っている。どちらだろうか。これは、睡眠状態によって変わるかもしれない。２０１９年のイリノイ大学アーバナシャンパーン校の調査では、５年間の間隔を空けて、同じ被験者に２度調査をしたところ、楽観主義者は睡眠時間が長く（６－９時間／晩）、悲観主義の人より質のよい睡眠をとっていた。★23 そして、楽観主義者のジュース容器には楽観ジュースがいっぱいになっている。

㉓鬱になるリスクが低くなる――睡眠が精神衛生面や感情にどれほど影響を与えるかを考えると、研究

で慢性の睡眠不足の人がより高い確率で鬱になっているという結果にも驚かないだろう。また、睡眠不足の人は、冬の憂鬱な期間を乗り越えるのも苦労する。鬱が原因で睡眠障害になるのは確かであり、一方、それに加えて、不眠症になると鬱が進行すると広く考えられてもいる[★24]（この50項目の後にある「不眠症との関連」を読んでほしい）。精神衛生状態は、それ自体が、もっと他の悪い問題を引き起こすことがあるので、非常に大切である。さまざまな問題は、決して単一の原因で起こるのではない。気分障害や睡眠障害は友達のようなもので共存していることが多い。

㉔不安の度合が低くなる——レム睡眠の量が不安の度合いにも影響する。

UCバークレー校の研究結果では、一晩だけでも睡眠不足になると、不安度がおよそ30パーセント増加する[★25]。睡眠が足りないと、不安になるばかりではなく、不安神経症は、不眠症や頻繁な悪夢などの睡眠障害にも関わる。

㉕より魅力的になる——14時間の飛行機の旅の後に鏡の前で自分の顔を見たことがあるだろうか？

では、何か月もの睡眠不足の後にどうなるのかを思い描いてみよう。この本ではすでに、認知的にも、感情的にも、物理的にも、身体にとって睡眠がいかに重要かを示してきた。誰もが一度は聞いたことのある「美容と健康のために睡眠は必須」は真実を語っている。とりわけ、睡眠は細胞の修復、炎症の抑制、循環動態の改善、そして身体が成長ホルモンを分泌するのを助ける。すべていい作用だ。反対に、睡眠不足は老化を助長するだろう。つまり、皺を増やし、髪は細くなりぱさつき、腫れぼったい目になり、目の下にクマができるがそれだけではない。どの世代であっても、何歳でも、睡眠をとれば、あなたはこの上ない状態で、魅力的で、落ち着きがあり、より威厳があるように見えるだろう。理想的な睡眠は、まさに美しく、健康になるための睡眠なのだ。

㉖新しい事をより学びやすくなる——睡眠をとれば、特に夢を見れば、知らない言語であれ、新しい曲であれ、ゴルフのスイングであれ、新しい情報を脳が統合的に扱い、維持するのに役に立つ。Sleepfoundation.org（米国のＮＰＯ団体。睡眠に関する正しい専門的な知識を提供している）によると、睡眠が不十分である場合、新しい事を学ぶ能力が40パーセント低下することがあるそうだ。★26 ゴルフコースにいるのでも、ギターで難しい曲をかき鳴らしているのでも、一生懸命勉強し、活き活きと輝いていられればじつに気分はいい。

㉗自分なりの最善の状態を実現しやすくなる——常に睡眠状態が悪いと、いつも機嫌が悪く、怒りっぽい人になっているだろう。そんな風になりたい人はいるだろうか？　でも、睡眠をよくとると、最善の状態で暮らすことができる。活き活きとして、我慢強く、勘が鋭く、リラックスしていて、希望に溢れている。

▼健全な睡眠で昼夜ともに幸せ

㉘気分よく目覚められる——8時間たっぷりと眠って体を休めた後に、目覚まし時計のボタンを5回も叩いたりするだろうか？　朝の一日の始まりに疲労を感じるだろうか？　コーヒーがないと一日が少しも始まらないからと、スリッパを引きずりながら、コーヒーメーカーに向かうだろうか？　いやいや、

そんなことはないだろう。私たちはみな、快適な睡眠をとればいかに気分が良いかを知っている。でも、その成果を得るには、日々の生活で毎日、必ず一晩きちんと休んで、睡眠を確保しなくてはならない。信じてほしい、その結果は思っているよりも早く実感できる。

㉙朝が辛くなくなる――どちらの方が、ゆっくり焦らずに朝を過ごせるだろうか。4時間睡眠の後か、それとも、8時間潤沢な睡眠をとった後だろうか？　そうだ。理想の睡眠はあなたの一日を確実に良い物にしてくれるだろう。それでも、毎日、難題は降りかかってくるだろうし、どんなに睡眠をとっても困難を避けることが必ずできるわけではない。しかし、少なくとも、難題に直面した時、あなたにはそれに立ち向かうエネルギーがもっとあるはずである。

㉚安全運転できるようになる――自動車事故を起こせば、もしくは事故は回避できたとしてもヒヤリとすれば、楽しいはずの一日は途端に台無しになってしまう。十分に睡眠をとっていれば、反射速度も集中力も高まるだろう。しかし、睡眠不足が続いていると、反射速度も集中力も低下する。しかもあっという間に。疲労や眠気のある時に運転すると、自動車事故のリスクを高めることは、すでに確立した事実である。そして、極度の疲労や眠気のある時に起こす事故は、致命的になりかねない（詳しいことは第2章の、「危険な運転時の4つのD」で述べている）。

㉛キャリアアップ――今一度、考えてみよう。毎日幸せでいるには、何より仕事を楽しまなくてはならない。そして、睡眠は仕事を楽しむための役にも立つ。2015年のストックホルム大学の調査では、

睡眠状態のよくない雇用者は、よりネガティブな方向から仕事を捉えていて、ストレスに参ることも多く、仕事量がこなせないほど多いと感じている。[★27] 睡眠状態が悪いと、認知機能力が低下することもよく知られている。だからもし、自分の上司によい印象を与えたいのであれば、とても大事な締め切りに間に合わせようと昼食をとらずに働くのと同じくらいに『美容と健康のための睡眠』を重視するとよいだろう。

32 資産もアップする――睡眠に投資すると銀行口座もうるおうとしたらどうだろう。この興味深い関連は決して無視できないはずだ。2015年のUCサンディエゴ校での調査では、毎晩、一時間分睡眠を深めると、給与が長期にわたっておおよそ5パーセント上昇すると算出された。[★28] 他の調査では、CDCが貧困層水準以下で生活している人よりも、裕福な人の方がより睡眠をとっていると報告している。[★29]

33 病欠（アブセンティーズム）が減る――よく睡眠をとるというのは、すなわち免疫機能が強化されることだ。免疫機能の強化によって、頭痛や風邪などの病気に打ち勝つ力が強くなる。仕事での恩恵といえば、具合が悪くて仕事場に電話をする頻度が下がることだ。病欠してしまうと仕事上の生産性も減少し、ストレスも溜まるものだ。2017年のスリープ・ヘルス・ファウンデーション（オーストラリアの睡眠支持団体）の調査でも、不眠症などの睡眠障害を持つ人は病欠する確率が高いことが明らかにされている。[★30]

このアブセンティーズムと同じように社会の中でより認識されるようになり、深刻だけれども測定することが困難な状態を示す用語にプレゼンティーズムがある。これは出勤したとしても仕事に最善を尽くせない状態のことを言う。この状態も睡眠不足に原因があり、会社にさらに損害を与えることとなる。

34 リーダーシップのスキルが上がる——日常的に一晩に7、8時間を上回る睡眠をとることで得られる身体的、感情的、認知的な恩恵とは、人がリーダーとして成功するということだ。それは、家の中でも、クラスでも、仕事でも、理事会でも、どこでも同じだ。

35 ミスも少なくなる——さまざまな調査で明らかになっているのは、人は睡眠が足りていないと、より多くのミスを起こすということだ。そしてあなたも例外ではない。重要な詳細事項を忘れたり、仕事で集中力を切らさないよう苦心したりしなければ、一日はよりスムーズに流れる。

36 時差ぼけも少なくて済む——時差ぼけがあると楽しくない。しかし、私のような睡眠専門医は、睡眠不足の状態で時間帯を移動して時差ぼけになると、さらに時差ぼけがひどくなることを知っている。新しい時間帯に完全に慣れるのに何日間もかかる。しかしもし、前もって睡眠の不足分を減らしておけば、時差ぼけが直るのも早くなる。私は今でもパリで焼きたてのクロワッサンを食べられなかったのを覚えている。ホテルの朝食時間は10時に終わってしまうが、準備不足で時差ぼけに打ち勝てず、起きられなかったのだ。

37 よく眠れるようになる——よく眠れるようになったら、あなたはもっとぐっすり眠れる。覚えておいてほしい。「よい睡眠は、よりよい睡眠を産む」。そして、睡眠状態が貧しいと睡眠状態はどんどん悪くなる。もし、明日の夜によく寝たければ、今晩からよく寝よう。そして、それを順に繰り返せばいい。

毎晩、理想的な睡眠をとれるようになったら、そこには素晴らしい明日が、そしてその先のよりよい未来が待っている。

▼睡眠は幸せな関係を作る

㊳より社交的になる——睡眠不足になると、社会から引きこもる傾向があることが科学的に判明している。２０１７年にスウェーデンで行われた調査によると、睡眠不足の参加者を撮った写真は、同じ人に睡眠をとらせてから撮影した写真と比べて、その事情を知らない人から見ても、親しみを感じにくく、魅力も少なかった。[★31] そして、２０１８年のＵＣバークレー校の調査報告では、睡眠不足の人は、一般的にあまり社交的ではなく、やがて孤独や他人に受け入れられていないといった感情を抱くようになる。[★32]

㊴健全なコミュニケーションがとれるようになる——一晩、十分な休息をとった後は、すぐに触発されたり、攻撃的に怒ったり、イライラしたりすることもなく、忍耐力も高まっているものだ。この章の項目20で説明したように、情緒もいっそう安定している。それによる恩恵として、あなたは友人や家族、同僚と、もっと健全な方法で関わり合う事ができるだろう。たとえば、ＤＭＶ（米国車両関連部門）の予約をし、その時間に行って45分間並んで立ったまま待たされたとしても我慢できるだろう。

㊵共感力が高まる——共感力は社会的関係において重要な要素で、人と関わり合い、他人の気持ちを推し測り、そして適切に対応する能力（もしくは願望）である。この能力が隠れてしまうことを想像してほしい。

残念なことに、睡眠不足がそれを実行してしまうのだ。さまざまな調査が、睡眠不足により共感力が減ってしまうということを証明している。大変な結末になり、他人とうまくやっていける能力をすべて覆い隠してしまう。

41 友人との絆も強くなる——周囲の社会に心を開き共感的になれば、もちろんそのような行動は他人との関係にも影響し、友人を作り、関係を維持する能力が高くなる。反対に、睡眠不足による情緒への負の影響が友人関係にも表れる。疲れ果てて、口喧嘩の絶えないカップルはおそらくこれが原因だろう。

42 セックスの質も頻度も向上する——他にも十分な睡眠をとることによるいい効果がある。よい睡眠で性欲も高まり、結果としてよりよいセックスができる。一方で、睡眠不足の際には、性欲に負の影響が出る。これは、子供のいる夫婦がセックスレスになる原因の一つとなっている。調査では、睡眠不足は、男性のテストステロンの

健全な睡眠は過小評価されているが強力な媚薬

私の患者のピアノ教師は、やんちゃ盛りの子供が4人いるのだが、彼は鬱病、疲労困憊、いびき、そして性欲減退を訴えていた。睡眠離婚[睡眠環境を改善するために、カップルが別々に寝ること]の犠牲者とでも言おうか、彼は何か月も妻と同じ部屋で寝ていなかった。彼はそれを多忙な仕事と育児のストレスのためだと決めつけていたが、私は他のところに原因を探した。

睡眠検査の結果では、私が思った通り、一晩に93回も睡眠が止まっていた。これは、重症の睡眠時無呼吸症候群である。いびきだけではなく、他にも健康に望ましい効果が得られると彼を説得し、CPAPを装着させた。数か月後に彼が受診した時には、体重が減り、気分もよく、抗不安薬も止めることができていた。さらに良いこともあった。長い間、睡眠時無呼吸症候群の診断を受けないままでのベッドルームでのパフォーマンスは少し平凡だったが、治療を開始してからというもの、幸せな妻は、彼のパフォーマンスは完璧に戻ったと保証した。

低下と関連し、勃起不全を引き起こし、セックス体験の満足度を下げている。★33 次にパートナーと、テレビシリーズを真夜中に見る時にはこれを思い出してほしい。質の良い眠りが良いセックスにつながる、と。

㊸結婚生活がさらにうまくいく——毎晩、よい睡眠をとって睡眠に投資すると、難しい局面でも適切な方法で解決することができる。パートナーに対しても忍耐力ができる。より活動的になり、一緒に運動したり、減量に成功したりできるだろう。お互いに共感力を持ち、相手の感情、必要な物、そして、心配事も、おもんばかる事ができるだろう。もちろん、セックスの回数も増える。他の方法ではこれらのことは期待できないだろう。慢性睡眠不足のカップルは同じ部屋の中では幸せに過ごせないものだ。今から、二人でよい睡眠をとる練習を一緒に始めて、素晴らしい結婚生活を一生涯続けようではないか。

▼睡眠は脳も幸せにする

㊹感性が磨かれる——今までに、解決策が見つからず苦労していたのに、理想的な睡眠をとった後に、パッとその方法が思い付いたなんて経験があるだろうか？　いくつかの調査が、十分に休息をとれる睡眠、つまりレム睡眠とノンレム睡眠のどちらもとれる睡眠が、記憶力、維持力、学習能力、問題解決能力や感性を改善すると示唆している。このように仕事で重要な局面にある場合に恩恵を受けられるし、子供でも同様だ。睡眠を多くとる子供は、睡眠不足の子供よりも、学習成績が優れている。

㊺集中力がアップする――もう、あなたも普段の生活で実感しているだろうし私も多くの患者で見てきた。調査結果でも、睡眠を十分にとれば認知能力は最大に発揮されることが明らかだ。まぶたが下がってくる感じもなくて目が冴え、集中力も増し、より生産性の高い仕事ができる。

㊻意志が強固になる――自分を変えるのは簡単だ、なんて言う人はいないだろう。たとえば、毎年、元旦に新年の決意をするが、この意欲あふれる決断をした人々は、何週間後かには、いや、何日後か、いや、時には数時間後には、もうその意欲がなくなっていることがあるのではないだろうか。もし、そんなことがよくあるというのであれば、動機付けにかかわる数々の精神的要因のうち、睡眠が抜け落ちているかもしれない。2015年にフロンティア人類神経科学で発表された研究では、睡眠不足の被検者は、動機を制御する能力も乏しく、正しい判断力にも欠ける傾向があるそうだ。[★34] たとえば睡眠不足のまま、運動をするという計画を固く守る、体重を減らすという目標を達成しようとする場合でも、ジムに行かずにソーシャルメディアをスクロールしたり、パイナップルスムージーを作るのではなくポテトチップスの袋に手を出したりして、自ら失敗へと陥っていく。皮肉な事に、もし、これからよい睡眠の習慣をつけることを第一目標にしても、その目的を達成するためには……よい睡眠をとらなくてはならないのである。睡眠はあなたの意志も強固にする。

㊼創造力が高まる――芸術家や音楽家など、創造力を必要とした業界で働く人が多く私の外来を訪れる。彼らは睡眠が十分にとれずに辛い思いをしているからだけではなく、創造力に影響が出ているから、やっ

てくるのだ。いくつかの調査では、レム睡眠もノンレム睡眠もある睡眠によって十分に身体を休めていれば、創造性に溢れる考え方をしたり、問題解決策を見出したりしやすくなる(これは項目44でも述べたところだ)。たとえば、疲労困憊したり、辛くて集中力が散漫になったり、配偶者と喧嘩をしていたり、または頭痛を抱えていたりすると創造力を発揮しにくいというのは、誰にでもわかる。睡眠不足の負債は時間をかけて着実に身体をむしばんでいく。その結果、自己の限界を超えようとしても最善を尽くせなくなるのだ。もちろん、あなたが創造力豊かなタイプであれば、心を「オフ」にすることは難しいだろう。そして、多くの芸術家が不眠症に苦しんでいるのである。

▼睡眠は将来の幸せのための基礎

48 医療費が減る——睡眠が十分でないと、病気になりやすくなるし、仕事も休まなくてはならないし、医師を受診することも多くなる。これらはどれも費用がかかる。睡眠障害が医療サービスにもたらす影響に注目し、2021年に実施されたある調査によると、その費用は年間949億ドル(約14兆3000億円)に上るという。★35 長期にわたって睡眠の質に投資すれば、糖尿病や癌などの病気にかかるリスクを下げるのにも有効的だ。また、こうした病気になれば、経済的にも、生活の質という観点でも、とても大きな代償を支払わなくてはならない。賢く理想の睡眠をとり、健康でよりよい生活を粋《いき》に送ろうではないか。

㊾認知症になりにくくなる——科学者は近年βアミロイドの脳内沈着と認知症およびアルツハイマー病との関連を発見した。第4章でも述べたように、βアミロイドは徐波睡眠が深まっている時に脳内から洗い流される。睡眠時間が6時間以下だったり深い睡眠ができなかったりすると、健康で機能的に最高な状態になるための毎晩の脳の洗浄が行われていないことになる。結果として、認知症になる確率が約30パーセント上昇する。[★36]かの有名なブライアン・アダムス(カナダのシンガーソングライター)の「忘れられない夜を過ごそう(Let's Make a Night to Remember)」という曲があるが、このタイトルには、彼が意図した以上のもう少し特別な意味が含まれているのではないだろうか。

㊿寿命が延びる——もし、毎晩8時間睡眠をとれば100歳まで生きられるだろうか? そうではない。シートベルトをしていれば自動車事故に遭っても死なないだろうか? これも違う。しかし、どちらの行いも、ましな結果になる可能性を高めているのは明らかだ。これに関する統計データは絶望的な状況を描き出している。つまり、健康に問題のない成人が毎日睡眠時間を5時間以下にしていると、その時から6年以内に死亡する確率が3倍になる。[★37]睡眠時無呼吸症候群のような疾患があると、7-10年ほど人生が短くなる。人生を短くしてしまうだけでなく、何年もの間、生活の質も下げてしまう。睡眠不足は早死にの可能性を高める。だから、できるだけ最善で、この上なく健康で幸せな人生を長く送りたい人に、私から助言できるのは、今晩からは毎晩、快適な睡眠を確保するということだ。

睡眠はファーストクラス

睡眠が、健康であるための三本柱、「運動、栄養、睡眠」の一つである理由がわかっただろう。しかし、私はそれらすべてが同等だとは考えていない。睡眠は、ある主要な観点から他の二つとは異なる。たとえば、きちんと管理して栄養を摂取していたり(ダイエット中に食べたい物を食べないなど)、運動をしていたりする(ピラティスのクラスで大腿筋を鍛えるなど)と、時に少しつらく感じる場合もあるが、睡眠にはそれがない。睡眠は、ただ眠っていればいい。オーガニックの食品にお金をかけたり、腹筋を50回したり、配偶者と口論したりしなくてもいい。睡眠は人生の3分の1を占めているし、何より心地よい時間であるべきだ。私にとって睡眠とは、至福の境地に限りなく近づく、完璧に近いものである。

再度、飛行機にたとえると、睡眠は、ファーストクラスであると思う。栄養はビジネスクラス。そして、運動はプレミアムエコノミークラスだ。あなたは現在の生活をもっとよくすることができるはずだ。いっそう健康で不安なく暮らすために自分の生活を少し変える必要があるのもわかっているだろう。そして、あなたは、エコノミークラスでシートがリクライニングにならないような、トイレの横のシートに座っているとする。背後の席の幼児があなたのシートを蹴ってくる。すでに滑走路で2時間座りっぱなしで、今から長くて狭苦しい飛行機の旅が始まろうとしている。

まさに今、座席を変えることができたらどうだろう。無料でアップグレードできるファーストクラスの席は、カーテンのすぐ向こうにあるのだ。そこには、大きな心地よいソファシートが他の誰でもなくあなたのために用意されている。

あなたならどうする？

不眠症との関連

ストレスが多すぎて睡眠不足になっていると幸せな生活を送るのはとても難しい。確かにそうだ。私は何年もの間、大勢の患者から話を聞いて知っている。そして、私自身も身をもって体験している。

私は睡眠専門医だが、それでも、時によって人生のストレスが私の睡眠を妨げることもある。米国の永住権が取れるまで、約20年の間、永住許可が降りるかどうか確信が持てないまま、山のような書類を抱え何晩も寝不足になりながら耐え続けた。２０２０年から２０２１年にかけての冬には、インドに住む私の父がコロナに感染した。６週間、私は自らの睡眠医療の外来と研究室で長時間働き、地域の病院でコロナ患者を診て、そして、妻と娘との時間もどうにか作った。だがその間もずっと、夜中２時になるとインドにいる父の主治医からの電話に応答した（時差でインドは米国インディアナ州よりも10時間半進んでいる）。

私は非常に惨めな気分だった。夜間に心配で急に目覚めることもよくあった。それでどういう事態になったかわかるだろうか？　ストレスホルモンであるコルチゾールが私の体内で上昇した。そして、私の睡眠は断片化し非常に貧相になった。運動もできず、食事も乱れ、体重も増えた。気づいてみれば仕事でも、思うように生産性が上がらなくなっていた。ときに怒りっぽく、気持ちも暗くなり、音楽を作ったり演奏したりといったいつもなら楽しめる活動も完全に忘れてしまった。わが人生におけるこの暗黒の時期を振りかえれば、自分の身に何が起きていたかを理解することができる。幸いにも、その状態は長くは続かなかった。父はコロナから回復し、夜間の電話はなくなった。睡眠の断片化は元に戻り、すぐにまた幸せな気持ちになることができた。

ストレスは不眠症の原因として一般的だ。そして、不眠症は鬱病になる一般的なリスク要因だ。私の個人的な体験からすると、私は短い間、睡眠の道路から外れてゆらゆら揺れていたが、すぐに修正できた。このような短期の不眠は多くの人が経験しているだろうし、これは疾患にはならない。

しかし、人によって状況は異なる。ストレスの原因である金銭的な問題、個人的な問題、感情的な問題が継続する場合もある。そして脳がその方向で固まってしまえば、初めは少しだった不眠症状が、重度の不眠症に変化し得る。これは、アリゾナの睡眠研究者で、臨床家でもあるマイケル・グランドナー医師が言っているとおりだ。

3か月が境界線だ。不眠症になってしまった人々は、多くの場合、睡眠専門医が診断に利用するスピールマン3Pモデルに当てはまる。一つ目のP（predisposition＝傾向）は準備因子。これは、遺伝子などが原因だ。たとえば不眠症の家系で、その家族の人は眠りが浅くすぐに目覚めてしまうといったことだ。二つ目のP(precipitating factor＝促進要因)は誘発因子。これは子供が産まれたり、家族が亡くなったり、仕事が変わったりというようなストレスだ。三つ目のP(perpetuation＝継続)は維持因子。これは、望ましくない睡眠の習慣だ。たとえば、ストレスの多い事が長く続いた後に、寝ようと思い布団に入って寝転んでいるが何時間も起きたまま、結局眠ることができない、というようなことである。こうした人たちは疲労困憊していて、そこに潜伏していた不眠症が海面下から不吉に頭をもたげてくるというわけだ。

私は不眠症をスコビル単位で考えるのが好きだ。これは、唐辛子のようなペッパー類の辛さの程度を表す際に使われる。不眠症はペッパーと同様に、甘めから始まり激辛まである。人が生まれた時には、ピーマンくらいの辛さだ。ピーマンは一番低い数値、0だ。しかし、人生経験を重ねるにつれ、不眠症はより辛く、ますます痛烈になる。時にはハラペーニョ(2500－8000スコビル)になるかもしれないし、激辛のハバネロ(10万－35万スコビル)になるかもしれない。

不眠症の治療は、ある意味、芸術だ。その人の症状が継続する要因を探し出して、解決しなくてはならない。外に原因があるのか、内面に原因があるのか。それを患者と私で視覚化する必要がある。だから、私は必ずテーブルに紙を広げてスピールマン3Pモデルを描き出している。私がマーカーで患者の3つのPを描くと、患者は自分の不眠症の実態をそれまでと違う角度から見るようになる。

私の患者であるオードリーは、激辛のハバネロだった。まあ、専門的に言えば、典型的な不眠症を持つクラシックのバイオリニストだった。彼女は29歳だったが、20歳で不眠症が始まった。それは大学生の時に祖父の死(誘発因子)を経験してからだ。日中は霧がかかったようで、やる気が出ず、集中力もなかったし、眠りにつくのも眠り続けるのも難しかった(その間、彼女の夫は、彼女は怒りっぽいと不満を言っていた)。彼女の睡眠スケジュールは不眠症患者としては典型的で、時々開催される夜のコンサートがない限り、午後11時にベッドに行き、午前9時に起きる、というものだった。10時間も睡眠をとっているなんて素晴らしい。しかし、寝るまでに一時間もかかり、夜間に2、3回目が覚めてしまい、また眠りに戻るのに30分から数時間かかることも少なくなかった。彼女はほとんど寝ておらず、時にはまったく眠れない日もあった。

私は彼女に3つのPについて話し、彼女はすぐに認知行動療法を始めた。いろいろな提案の中で、私が彼女に伝えたのはベッドにいる時間を(初めのうちは)毎日6時間に制限することだ。するとその方法で、彼女は睡眠と覚醒の比率を改善するのにすぐに成功した。私はまた午後にカフェインを摂らないように、日中に昼寝をしないように、そして、低容量のメラトニンを服用するように勧めた。ゴールは、彼女の睡眠圧を高めることだった。

睡眠圧を高めるというのは、貯水ダムに水を溜めて流れる水圧を高めるようなものだ。ダムを建設すると、初めは水が足首までしかなくて、うまく流れない。睡眠圧の構築、つまりダム建設の開始後5、6週間は、そう簡単にはいかない。しかし、ダムに水が溜まり水量レベルが上がってくると、圧力が生まれる。時がくると水が流れ始め、しかるべきときに睡眠のための放水門を開けることができるのだ！

このたとえは、私がインドのナルマダ川にあるバルギダムを訪れた後に思い浮かんだ。ふと気づけば、水を見て、睡眠について考え、そして、この章の執筆に備えていた。休暇中でも、睡眠に対する私の熱意は決して眠ることはない。

オードリーは私のアドバイスを聞き入れ、睡眠状態は改善した。次の受診時には、夜間に5時間半続けて眠ることができていた。3回目の受診時には、眠りにつくのが簡単になり、夜間に7時間くらい眠れるようになったと報告した。私にとっては金メダル級の事例だ。それ以降、彼女は私に会いに来る必要はなくなった。それから4年経つ。

質の悪い睡眠からもたらされる悪影響は、すぐには現れない。でも、雪玉が斜面を転がり落ちるのと同じで、初めは小さくても、どんどん大きく、速くなっていく。雪玉だけではなく、怒った雪男も追っかけてくる。不眠による身体への影響は目に見えない場合も少なくない。雪男が大きな雪玉の上にのって、歯を剝きだして凸凹の山の斜面を下りながら追いかけてくる様を思い描けば、わかりやすいだろう。しかし、決して降伏せず、希望を捨てないでほしい。睡眠の見張り番がそこにいて、あなたを安全な場所へ導くために手を貸してくれる。

睡眠は、赤ん坊や子供、ティーンエイジャーをはじめ、誰にとっても必要不可欠なものである。次の章では子供の睡眠、および睡眠が子供の脳や身体の成長だけでなく、健康、幸福度、そして家族全員が健全であるためにも重要な理由を説明する（子供たちに雪男の例の話はしないことをお勧めする。クマバチでさえ、5歳の子供にとっては精神的ショックになり得るのだ。詳しくは共著者に聞いてほしい）。

第6章 睡眠の基礎――子供の健康と睡眠

子供の不眠は家族全員の不眠――睡眠の見張り番

ここまでに、私自身が持つ睡眠の知識、外来診療における経験、さらには研究者の見解をいろいろと伝えてきた。私は人々がよりよく眠れるように手助けする訓練を受けている。これは私の人生における情熱でもある。毎晩の睡眠中、私もきちんと呼吸をしている(冗談を言っているわけではない)。これまであらゆる年齢層の何千人もの患者を手助けしてきた睡眠専門医(私のことだが)が、いざわが子が生まれ、その子を病院から自分の家に連れてきた時、どうなるだろうか? 初日からふわふわした雲の上で天使が休むように、自分の赤ん坊をスヤスヤ眠らせるのだろうか?

現実はそんなものではない。寝室のバシネットに赤ん坊ベビーZ(本名ではない)を横たえた瞬間に、それまでに睡眠医療で習得したものなどすべて吹っ飛ばされただろうと思ったのなら、大正解だ。そして、赤ん坊が叫び始めると、私は他の新米パパと同じようにおどおどした。どうしていいのかまったくわからなかったのだ！

プレッシャーが訪れた。赤ん坊に対して親が心配するのは、栄養と睡眠の二つだ。私は修練した睡眠専門医なので、二つのうち一つはお手の物だと見られている。栄養は母親の担当で、オムツ替えと寝かしつけは父親の担当だった。周囲の誰もが、睡眠専門医の私ならばこの寝かしつけの訓練も受けたはずだという半分羨みの気持ちを持っていたと言っていい。しかし、驚くなかれ！　おむつを両膝に食い込ませ、赤い顔をして動き回り、今まで聞いたこともないような金切り声で泣き叫ぶ赤ん坊を前に私は、認めたくない事実に直面した。どうすべきかまったくわからなかったのだ。睡眠医療の分野に関しては山ほどの訓練を重ねたのに、父親の訓練はそれほど受けてなかった。自分の赤ん坊となると、まったく異なるのだ。だから、どうしたら父親になれるかと同時に、いかに赤ん坊のおかかえ睡眠担当医になれるか、実地訓練を始めた。

基本に戻る

第1章でも述べたのでおさらいになるが、人には生まれ持って組み込まれていてほとんど影響を受けることのない行動が二つある。それが摂食と睡眠の能力だ。表面上、それらの行動は自分で制御できるようにもみえるが、そうではない。事実、そのどちらかに影響を与えようとすればいつでも、人間に弊害をもたらすことが多い。たとえば、1か月間毎日朝ご飯にドーナツを食べたり、習慣的に寝るのを当然のように考えたりすることだ。これは私たちの多くがやっている事ではある（これとは、睡眠のことだ。できれば朝食のドーナツはそうあってほしくない）。

赤ん坊がすごいのは、彼らはこの二つの行動をすでに知っていることだ。彼らは食べることと睡眠をとることに長けている。教わるのではない。知っているのだ。

ベビーZの写真を見てもらいたい。私はこの写真をとても気に入っている。なぜなら、彼女が眠くてあくびをしているのか、お腹が空いて泣い

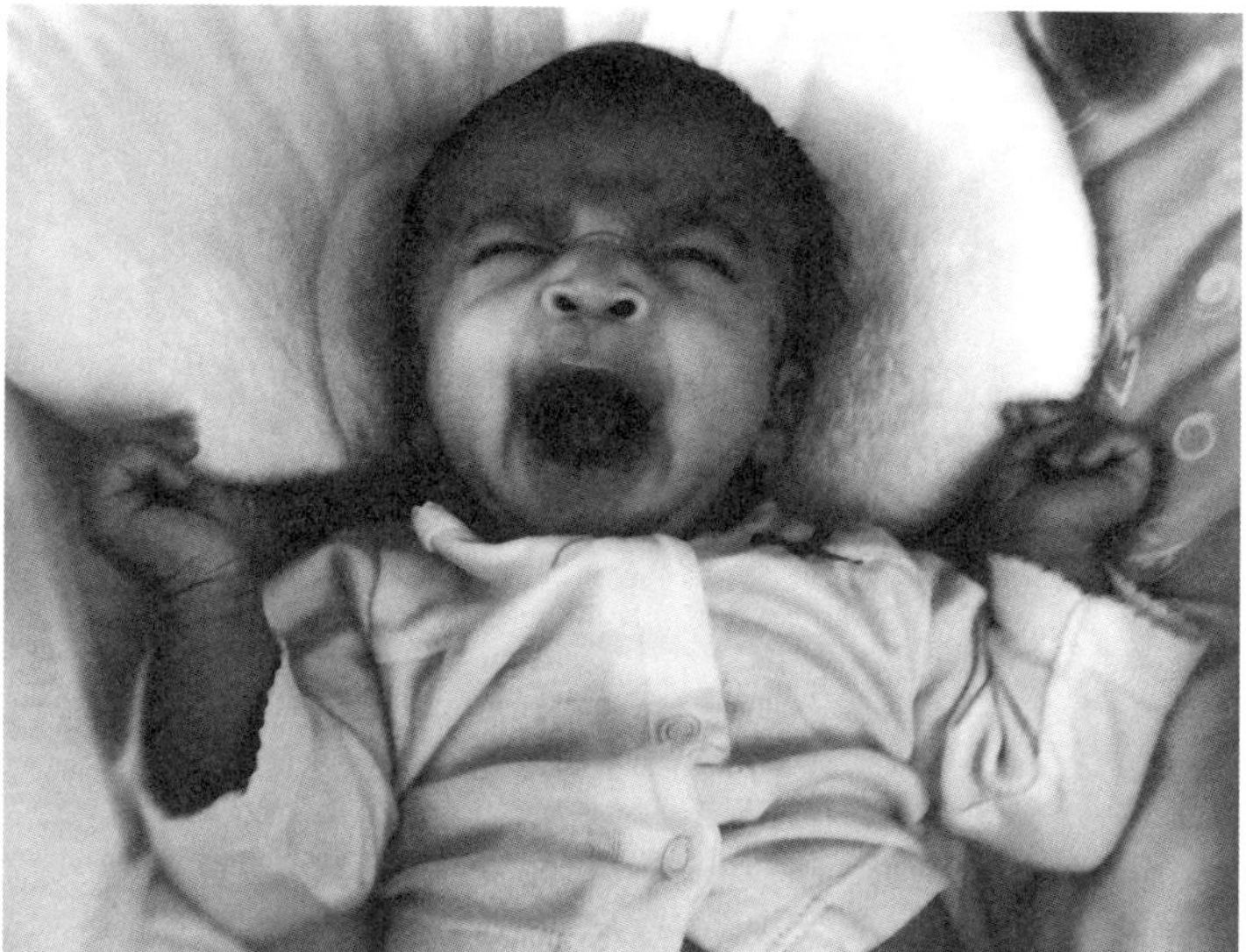

あくびをしているのか泣いているのか？　ありがたいことに、ベビーZはこの時あくびをしている貴重な瞬間だ。そして、このすぐ後に私たち3人（ママとパパと赤ん坊）はうたた寝をした。しかし、睡眠不足であれば、この穏やかな写真はたちまち泣き顔に変わり、ものすごい大きな声が聞こえそうな写真になってしまうけれど！（ママも赤ん坊も、そして私もみんな泣いてしまうから）。

ているのかわからないからだ。この写真には、誰もが生まれた時には遺伝的に組み込まれている2つの欠かせない行動が含まれている。実際、赤ん坊の睡眠と覚醒のリズムは生得のもので、子宮の中にいる時に発達するのだ。

ひとたび子宮から外に出ると、こうしたほほえましくかわいらしい子供たちは両親の寝室でぐずったり眠ったりする。私はベビーZをおくるみに巻きバシネットに寝かせ、睡眠医療の基本に思いを馳せ、新生児であるわが娘の健全な睡眠パターンを創ることにとりかかった。簡単ではなかったが、結果として、彼女はとても上手に眠れる子になった(もちろん、そうでなかった日もある。それは、どの赤ん坊も同じだ)。だから、私の使った最善の方法(あえていうなら法則)をすべてこの章で説明する。続いて、子供の睡眠障害についての項目を設けるので健全な睡眠とはどういうものかがわかり、あなたの子供がよくある睡眠障害になった場合にはそれに気付き、いつ助けを求めるべきなのかわかるようになると思う。

まずは、子供と睡眠に関する基本事項を挙げる。それぞれの発達段階で、元気にうまく生きられるようにしてやるために欠かせない理想的な時間だ(もし、この本のページを初めから読んでいないのであれば、学業や運動などで大成するために睡眠がどのように関わっているかについて、第3章で話を深めているので参考にしてほしい)。信じてほしい。子供に睡眠を削らせてはいけない。

子供に必要な睡眠は年齢に応じて変化し、睡眠が十分に足りているかどうかがわからない場合もある。参考までに、最近発表された睡眠研究に基づいた便利な表を載せておく。これは睡眠財団(2019年に設立した米国ＮＰＯで、著者も理事の一人）の専門家が作成したものだ。この表はあなたの子供が成長して大人になるまで、何度か確認する機会があるだろう。手元に置いておくといい。子供が実際に何時間睡眠を必要としているか、そして、子供に十分な睡眠をとらせているかを知ることが、健全な睡眠リズムを創る初めの第一歩であり、それができると近所の親からも羨まれるのは間違いない。

子供と睡眠――何時間必要だろうか？

年齢	推奨される睡眠時間
新生児（0–3か月）	14–17
乳児（4－11か月）	12–15
幼児（1–2歳）	11–14
未就学児（3–5歳）	10–13
小学生（6–13歳）	9–11
中・高生（14–17歳）	8–10

2022年4月13日更新
出典＝Eric Suni, "How Much Sleep Do We Really Need?," SleepFoundation.org, updated April 13, 2022, https://www.sleepfoundation.org/how-sleep-works/how-much-sleep-do-we-really-need.

子供向けの簡単睡眠プラン

子供にはそれぞれ個性がある。だから次にお勧めする睡眠プランも、あなた、そして特に子供の生活様式に応じて変える必要があるかもしれない。しかし、あなたや家族にとって役に立つプランを作る出発点として望ましいものだと考えてほしい。また、子供の年齢に応じて、さらなる工夫についても読み進めていただきたい。

もし、こうした提案がどれもあなたの子供の睡眠の改善に役立たない、つまりすべて試しても改善されない場合には、睡眠専門医に助言を求めてほしい。必ず救いの手はある。また、この章の後の「睡眠障害――好奇心がどんどん膨らむ」で睡眠障害を取りあげているので、ぜひ読んでほしい。

子供の脳と身体は成長しているが修復もしている。健康に育つためには睡眠が必要である。大量の成長ホルモンが睡眠中に放出される。だから新生児であろうが、幼児であろうが、ティーンエイジャーであろうが、どの年齢でも必要なだけ睡眠をとることが重要だ。睡眠不足の子供がどういう状態になるか、親たちは教わらなくてもわかっているのは言うまでもない。どの文化にかかわらず、皆が知っていることだ。疲労困憊した子供を飛行機でもバスでもスーパーでも見かけたり、マンションのお向いの部屋から子供の泣き叫ぶ声が聞こえてきたりしたことがあるだろう。

私の勧める子供の睡眠プランは至って簡単だ。次にあげるたった6つに倣えばいい。

❶――毎日(週末でも)同じ時間に寝起きする
❷――就寝前2時間はスクリーンを見ない
❸――歯磨き、パジャマへの着替え、ベッドでのお話タイムに30分かける
❹――寝室は静かで落ち着いた雰囲気で暗くし、室温は20度くらいの涼しめに設定する
❺――子供がまだ起きている間(眠気が出てきてとろんとし始めるころが一番よい)で、寝てしまう前に、部屋から出る
❻――日課にする(できるだけ、あなたのルーティンとして継続する)

６つ目の項目について補足しよう。もちろん日課にすることは非常に大切である。これは、パブロフの古典的条件付けで、子供によい睡眠習慣を身に付けさせるのに役立つ。特定の身体の生物学的反応(この場合は睡眠)と一緒に身に覚えさせるということだ。ただ柔軟に対応することも必要である(この６つが全部できなければ失敗だなんて有り得ないのはおわかりだと思うが)。

こういった柔軟な対応が必要なことを、私は指導医でもあったスティーブン・シェルドン医師から教わった。彼はシカゴの小児睡眠専門医であり、その分野での開拓者でもある。彼は「一貫性、持続性、そして、柔軟性だ」と教えてくれた。これは、幼児や学童の睡眠に見事に当てはまる。就寝時間は毎日継続して、規則正しく守らなくてはならない。子供たちは、「もう一曲歌って！　もう一回本を読んで！　もう一回キスして！　もうちょっと水を飲みたい！　もう一回やってみて！　もう一回ハグして！」などと駄々をこねるだろう。しかし、限界を設けておく必要がある。駄目なものは駄目。もちろん、泣き叫ばせるようなやり方は駄目だ。私はその原理がすべてにおいて正しいと思っているわけではない。特に新米パパの頃は(後でこの章で詳しく述べる)。

柔軟性というのは、たとえば、病気の時や週末には少し遅くまで一緒に映画を見たりして就寝時間を遅くしてもいいということだ。シェルドン医師の言葉を借りると「柔軟であれば曲がるが、強固なものは折れてしまう」。

強固な睡眠スケジュールだと誰でも断念してしまう可能性がある。子供も折れてしまうし、あなたも折れてしまうだろう。家族全員にとってよくない事だ。就寝時間が毎晩登らなくてはいけない壁になってほしくないだろう。

一方で、子供の睡眠スケジュールに柔軟性があれば、曲がりはすれど、折れることはない。調和のとれた夜のお約束事もきちんとこなしやすくなる。こうした日課が大切である。これを何度も繰り返せば、頭の中でも決まった手順として形づくられる。

年齢に応じた特別な配慮

子供の睡眠について私がお勧めするプランはすでにおわかりだと思うが、もう少し掘り下げ、年齢に応じたさらなる提言をいくつかお伝えする。よりあなたの役に立つだろう。このセクションだけではすべて語りつくせないが、（おそらく、子供の睡眠をテーマにして丸一冊本が書けるだろう！）多くの親が抱えがちな共通の悩みに焦点を当てている。

▼新生児・乳児［0－11か月］

少しの間、かわいいベビーZの話に戻る。理想の健康状態でいるには、この時期は毎晩14－17時間の睡眠が必要なのは私にもわかっていた（私は疲れ果てていたかもしれないが、それでも医師としての頭は回転していた）。しかし、どうやって、娘に間違いなく最善の睡眠をとらせることができるのだろうか？ それに、新生児を持つ親は誰でも睡眠不足で目がかすんでいる。そんな状態で、どうやって自分の赤ん坊が、最終的には一晩中寝るという素晴らしい段階に到達できるように助けてやれるだろうか？（願わくはすぐにそうなりたい）

わが家の場合、その二つの問いに対する回答は以下のとおりだった。ベビーZは初日から自分のベッドで寝ることになった。私たちのベッドの横にバシネットを置いて、娘はその中で眠り、その後たった3週間で、同じ寝室内にあるベビーベッドに移った（赤ん坊の脚が長くて、バシネットの端からはみ出してしまい、不安定にぶらぶらするような背の高い子の場合にはそうなる）。そして、生後6週目にはベビーベッドを娘自身の寝室に移した。もちろん、その子供部屋には動画のついたベビーモニターや音の出るおもちゃを置き、天井に星や仔羊を照らし出す映写機を着けて、タイマーを設定した。

私たちは現代的な親だった。ベビーZに自分のベッドで眠らせるという決断は、私と妻が育ったインド文化の常識を覆した。インドでは、親と子供が一緒に寝るのが普通だ。4歳、5歳、6歳くらいまでは親と一緒の部屋で寝るのが習慣として一般的だ。それが、ごく一般的な育児の一部だと考えられているのだ。

しかし、ここはアメリカであり、私たちはインドからの移民一世だ。同じ方法はとらなかった。はっきり言って、私たちの親にとっては、自分たちが大切にしている文化にわが子が背くのを目にするのは、非常に辛いものだった。親たちは、ベビーZの育児について、口出ししてきた。「どうしてそんなことができるの？　もっとよく考えなさい」と。彼らにとって、ベビーZを私たちのそばに置かずにベビーベッドで寝させるなど、親子の絆が失われて、取り返しがつかなくなるということだった。しかし、私は睡眠専門医なので、その話には科学的な裏付けがまったくないのはわかっていた。研究でも、親と子供が一緒の部屋で寝ることによる、子供への影響の良し悪しは示されていない。何であれ置かれた状況で最善の働きをする。私たちの場合には、彼女が自分のベッドで寝るように慣れさせることが家族全員にとって（それぞれの睡眠にとっても）ためになるだろうと判断した。そして、まったくその通りだったと信じている。ベビーZはたった8週目で、一晩中眠るという段階にまで辿り着いた。新生児にとっては生理学的には特に早い発達だが、胃が十分に大きくなり、長い時間空腹にならずに過ごせるようになったということだった。

一時的には、こうして親子が離れた状態を維持するのはときに難しいと感じるかもしれないが、このやり方は、仕事を持ち、勤務中の集中力を保つべく休息を確保しなくてはならない親にとって特に有益だ。機長や外科医、管制官などには、家に幼い子供がいるせいで睡眠不足のまま仕事に来てほしくないだろう。

次に、子供の簡単な睡眠プランの5番目の「子供がまだ起きているうちに部屋から出る」について補足する。子供が寝てしまう前に子供部屋から出ることが重要なのである。子供が眠たくなったら、ベッドに寝かせ、あなたが部屋を出ていく姿を子供に見せる。あなたが子供を抱っこして揺らしている間に寝かせてしまわないように。子供は親が部屋を出て行っても心地よく感じていなければならないのだ。これは非常に大切だ！　なぜなら、そうしなかったら後々、あなたまでが枕と同じように子供の睡眠にとって重要な存在になってしまうだろうから。

真夜中、寝ている時に急に枕がベッドから落ちてしまったら、あなたならどうする？　起きて枕を拾い、再び眠りに就くだろう。子供が寝てしまってから部屋を出るのは簡単だが、それでは子供にとって、あなたは「枕」になってしまう。つまり子供は真夜中に目が覚めた時に、大好きな枕（あなた）が見つからないと簡単に眠りに戻れない。そして、あなたと一緒に毎晩、寝る準備をして、あなたがいないと眠りに就けなくなる。そして、子供が歩くようになると、いつでもあなたの部屋に歩いてやってくるようになる。あるいは土曜日の夜に映画を見ている間にも、どんどん邪魔をしにくるようになる。そうなると親はどうなるだろうか……。

▼幼児、未就学児［1－5歳］

この時期になると少し手ごわくなってくる。かつては抱っこされて座っていただけのかわいい赤ん坊が、もう2本足で歩き回り、小さい怪獣になってとにかく家中を引っ掻き回したがるからだ。睡眠の日課にも言えることで、赤ん坊は必死になって、あなたの毎晩の計画に火を点けて燃やし、オムツをはいたままその灰の上を飛び回る。もちろん、比喩であって、本当に火は点けないが。

いずれにしても、それを許してはいけない。親たちから聞く共通の問題は、部屋の電気を消しておやすみのキスをした後も、子供たちがひたすらベッドから出ようとすることである。子供は、自分は疲れていないと主張する(そして、彼らの目を見つめて彼らを信用してしまうかもしれない)。彼らはとにかくあなたの気を引こうと、ベッドから飛び出すちびっこのマラソンランナーのようなものだ。

まずは探偵になることだ。振り返って、状況を分析調査するのだ。次のように自分に問いかけてみるといい。

◇なぜ真夜中に子供が起きるのか。日課に問題があるのか
◇日中に昼寝をしすぎていないか
◇子供が寝てしまってから部屋を出ていないだろうか
◇子供は夜に眩しい光に晒されていないだろうか
◇子供に睡眠障害はないだろうか
◇子供は悪夢を何度も見ていないだろうか
◇夜間に子供部屋の温度が高すぎたり低すぎたりしないだろうか

◇夜中に子供が自分のベッドにやってきて、ゴロゴロしたり、一緒に寝たりするのが習慣になっていないだろうか(もしそうであれば、それが彼らの睡眠習慣になっている)

もし、睡眠習慣が健全で一貫しているのに、それでも子供が夜間にベッドから出てきて(午前2時から午前6時にみんなの睡眠を邪魔して)しまうのであれば、いい案がある。これは、ミゾーリ州セントルイスにあるセントルーク病院の睡眠医療研究センターで責任者を務め、著名な小児睡眠医療の専門家でもあるシャリニ・パルチ医師に教わったことだ。そしてパルチ医師は、指導医のチモシー・ホーバン医師から教えを受けた。

幼い子供に、寝る前に2枚の青いカード(なんでもいいので2つ)を持つように伝える。しかし子供が部屋から出てしまえば、その度にそのカードはなくなる。朝まで2枚のカードを持ち続けられたなら、起きた時には素敵なプレゼントが待っていると教える。そのプレゼントは何でもいい。たとえば小さなおもちゃの自動車でも、その子供がやってみようという気持ちになる特別なものであれば何でもいい。起きた時に一枚しかカードを持っていなかったら、小さめのプレゼントがもらえる。ただし、この時に何をもらえなかったかを子供に確実に知らせること。場合によっては、そのプレゼントを渡すのを大袈裟な儀式のようにしてもいい。もちろん、きょうだいにも必ずそれを見せること。とにかく子供に部屋にいることを選ばせるようにする(もちろん、緊急事態が起きたらいつでもあなたのところに来てもいいと伝えておくように)。一晩ずっと部屋にいられることを学んだら、目標を少し遠くにずらすとよい。今度は二晩の間、2枚の青いカードを持っていられたら、プレゼントがある、というように。4週間後には脳の回路が改築され、それでもう大丈夫だ。

しかし、毎晩子供を部屋のベッドに戻そうとしても、どうしても嫌がったらどうするか? 前に述べたように、泣き叫ばせるのが望ましいとは私には思えない。しかし、多くの親がしているように、親が折れても解決にはならない。

秘訣は、先のシェルドン医師の教えにある。柔軟になれ、だ(この章の初めに述べている)。もし、あなたが強固になりすぎると、そして子供があまりにひどく泣くと、子供はくじけ、あなたもくじけてしまう。自分から眠れるように習慣づけようとしているのに、ポジティブな気持ちが欠けてしまう。強固になる代わりにあなたにできるのは、子供を心地よくしてあげる事だ。子供を落ち着かせて、「大丈夫だよ」と安心させる。部屋から出ていってもかまわない。でも必要ならば何度か部屋に戻ってもよい。時には、あなたの寝袋を床に敷いて、徐々にその位置をドアに近づけていくのも一つの案かもしれない。いくらでも柔軟になれるが、同時にあなたは引き続き問題の解決に努めることが大切だ。親と子供は、この介入を実行する前には繋がっていなければならない。たとえば、連休や数日休みを取ってこの方法を試してみると、いくらかはやりやすくなるかもしれない。

▼学童期、前期思春期［6―13歳］

学童期の子供にも（今では小学生になった）ベビーZと同じく、幼児・未就学児向けの法則が当てはまる。この時期の子供に見られる現実的な問題は、スクリーン時間を減らして、就寝前2時間はスクリーンを絶対に見ないという約束を守らせることだ。これが子供にとって（そして、親にとっても）非常に大変であって、これを私は世界睡眠戦争と名づけたほどだ！

ひとたび、スクリーン問題が片付いたら、夕飯の時間が早くて寝る前に子供がちょっとしたおやつを欲しがることがあるだろう。その時に砂糖は制限して、代わりに自然の甘みを活かしたおやつ、つまりメラトニンを誘発するような食品を選ぶことが、よい睡眠に効果的だ（下に、睡眠を助けるスナックの表があるので、参考にしてほしい）。また、就寝時間が近づくにつれ、灯りを暗くしていくのもよい。

さらに、皆がいっせいに眠ることもお勧めしている。この時期の子供は、自分がベッドに入ったとたんにママやパパ、あるいは年上のきょうだいが楽しいことをやっていれば自分もやりたいと思う。それに、子供は注目の的になっていたいもので、夜もあなたにかまってほしいのだ。だから、全員で一

睡眠をサポートするスナック

ここにあげる食べ物は健康によいだけでなく、自然にメラトニン産生を促して子供がよく眠れるようにもしてくれる。

- サクランボ
- キュウリ
- ブドウ
- キウィ
- オーツ
- パプリカ
- ピスタチオ
- イチゴ
- トマト

出典＝X. Meng et al., “Dietary Sources and Bioactivities of Melatonin,” Nutrients 9, no. 4 (2017): 367.

緒に眠るといい。家族全員がパジャマに着替えて、歯磨きをして、少なくとも同じ時間にベッドに行けるよう準備をするといい。子供は親もすぐにベッドで寝ると思うだろう。それを家族の儀式にして、なにかプラスアルファを取り入れて、就寝時間をとても心地よいものにする。たとえば、ハリー・ポッターの本を開いたり、時間設定してナイトライトを点けたり、自然の環境音(ホワイトノイズ)のタイマーをセットしたりするのもいい。

▼後期思春期――ティーンエイジャー[14-17歳]

後期思春期のティーンエイジャーたちは、まるで違うタイプの怪獣である。この年代になると、いろいろな変化を経験し始める。気分も、ホルモンも、身体も、付き合いも、衝動も、そして、もちろん睡眠もだ。それればかりか、この時期になると、いわゆる夜更かしが見られ始める。彼らはごく自然に夜遅くベッドに入り、朝は遅く起きるようになる。この傾向はたいてい20代になるといつものことになる(やれやれ!)。だからこそ、彼らは土曜日には昼までゴロゴロしているのだ。

どうして、こんなことになるのか? はっきりとはわかっていないが、ロードアイランド州プロビデンスにあるブラウン大学で、認知科学、言語科学、および精神科学の兼任教授、精神科および人間行動学の教授であるメアリー・カースカドン博士が米国科学アカデミーで行った演説で、次のような仮説を披露した。私たち人類は常に敵から身を守らなくてはいけないので、後期思春期のティーンエイジャーの体内時計は自然に遅れる、と。だから、若くて元気な者は深夜から早朝にかけて任務に就いて、空腹で牙を剥くサーベルキャットを追い払い、自然に早々と眠りにつく年配者たちを守った。そして、若者が眠る頃までに、年配者たちも起き出してその任務を代わる(だいたい午前4時か5時頃だろう)。またその頃までに、天敵も眠りにつくだろうから、任務を引き継いだ年配者たちは楽に任務が果たせただろう、というわけだ。これは、群衆理論と呼ばれるが、洞窟に住んでいた時代には、ティーンエイジャーの睡眠パターンは大いに理にかなっていた。しかし、現在、水泳の練習は午前6時に始まり、学校は午前8時に始まる。この時間割ではうまくいくように思えない。

問題は、毎朝、若者をベッドから引きずりだすのが大変なだけではない。もっと重大な問題がある。彼らが睡眠不足になると、機嫌が悪くなるばかりではすまされない。学力は低下し、不安や鬱、はたまたADHD(注意欠陥多動障害)の兆候さえも出てくる。現在では、スクリーンや携帯電話、ビデオゲームから放出されるブルーライトに長時間晒されることも考えてみよう。ブルーライトはメラトニン産生を抑制し、脳を活性化し、眠るのを極めて困難にしてしまう。

高校によっては、こうした新しい考え方を受け入れ、科学的根拠に基づき、朝の始業時間を遅らせている(全米で、さらには全世界的にそういった学校の数は増えている)。

あなたの居住地区でそれが行われているかどうかは別として、親としては、週末の活動は朝の遅い時間に組み、絶対必要な睡眠時間を削らねばならないような厳しい予定を子供に押し付けないことだ。

もちろん、これは、あなたの子供の睡眠パターンが正常範囲であると仮定してのことだ。仮にもっと深刻な事態が起きている場合、たとえば本当に睡眠障害かもしれないと思ったら、次の項目を読んでほしい。子供やティーンエイジャーに影響をもたらす極めて一般的な睡眠障害に注目し、特に見逃してはいけない兆候について取り上げる。

睡眠障害——好奇心がどんどん膨らむ

アバは14歳で運動能力に優れていた。彼女の父親が助けを求めて私の外来にやってきたとき、何かが相当おかしいのは明らかだった。彼女は午前2時まで寝返りを打ちながらゴロゴロして時計を見つめており、また朝は早起きが苦手だった。週末は何の問題もなく、午前3時から次の日の正午まで、ずっと眠り続けていた。しかし彼女の学業成績は平均以下になった。スポーツでも成績があまりあがらなかった。境界型鬱病のようだった。

アバと父親はあらゆる手を尽くしたが、どれも効果がなかった。家族も医師も首を傾げた。アバはADHDなのだろうか？　思春期によくみられるホルモンバランスの乱れや不安なのか？　と。彼女を担当した小児科医は不眠症(障害)を治療しようとして、アバはOTC薬や睡眠補助剤、さらには医学的には子供への使用が正式には承認されていない薬剤まで服用した。だが何も改善しなかった。

彼女に会ってすぐに、私にはアバは不眠症ではないという考えが浮かんだ。子供に見られるごく一般的な睡眠障害で、不眠症のように見えるけれども不眠症ではないものがある（第5章で説明したように、不眠は単なる症状であって、これは不眠症状と言われる。これに対し、不眠症は疾患であると考えられる。不眠症状が治療されずに長期間持続すると、本当の不眠症になる可能性がある）。

私が標準的な睡眠医療の診察評価にしたがって、アバにつけた診断は睡眠覚醒相後退障害（ＤＳＷＰ）で、これはティーンエイジャーに一般的に見られる睡眠障害の一つだ。ＤＳＷＰでは、子供が夜に自然に眠れる時間が、本来眠るべき時間よりも何時間も遅くなってしまう。しかし、ひとたび眠りにつくと、本当によく眠り続けるのだ。私はアバに、あなたはインディアナ（米国東部時間）に住んでいるのに、頭と体の時計はカリフォルニア時間（太平洋時間）なのです、と伝えた。冗談交じりに、カリフォルニア州のロサンゼルスに引っ越せば、問題なく睡眠がとれるかもしれないとも言った。ＤＳＷＰは、睡眠中に頻繁に不整脈を起こすが、時には気付かれなかったり、間違って他の診断が付けられたりする。

私はアバのために夏休み中にできる総合的な睡眠プランを考えた（体内時計を動かして、外界の時間と同期させるのには、4週間かかる）。彼女は朝には光線療法を受け、夜にはメラトニンを飲み、ゆっくりと（3日に15分ずつくらいのペースで）睡眠覚醒のリズムをインディアナの時間にあわせた。少しずつ体内時計を遅らせていく。ゆっくりカチカチと、金庫のダイヤルを回したり、船の方向転換をしたりするときのように。あるところで、ちょうどいい時間帯にピタッと当てはまり、扉が開く（もしくは、方角が定まる）。その中に収められた宝とは、すがすがしいもので、まさに夢見るほど素晴らしい睡眠だ！

数か月後、アバは父親と再び私のもとを訪れた。嬉しくてたまらないほどの、素晴らしい知らせを持ってきた。とてもよく眠れているし、もう鬱の症状もなく成績も元に戻り、内服薬もすべてやめてスポーツを再開し、とても力がみなぎっているように感じるというのだ。

もう一つ興味深い事例として、ニコルも紹介しておこう。快活な17歳の学生で、まもなく高校を卒業し、大学に進学するところだった。初めに彼女に会った時には、かなり眠気が強く、学校でもうまくいかないと不平をこぼし、夜はちゃんと寝ているのに、昼間どうにもならないほどの眠気に襲われると話してくれた。また、彼女は覚醒と睡眠のはざまの幻覚も経験した。つまり時々、蜘蛛が腕を這ってきたり、だれかの人影が自分を追い越したりしていたのだ。本人も担当医も何が起こっているのか見当もつかなかった。担当医は当初、ニコルが気分障害かもしれないと思ったが、やがて睡眠専門医、すなわち私の診察を受けさせるのがよいと考えついたのだ。

私が睡眠検査をしてみると、ドンピシャリ！　間違いなくニコルは、ナルコレプシーだった（誰もがすぐにナルコレプシーだとわかるような典型的な睡眠検査の結果だった）。問題の真相が判明すると、非常に気分が良い。それに対して治療できるからだ。この障害の場合、睡眠と覚醒の間が少し曖昧だ。患者は、夜間に十分な睡眠をとっていても、一般的には本人は自覚しないまま夢やレム睡眠といった微小睡眠の中に入り込んでしまう（ゆえに幻覚なのだ）。しかし、質の高い睡眠が長い間不足し、患者は結局ひどく大変な思いをする。

身体に睡眠スイッチがあると想像してみてほしい。そのスイッチを上にあげると、16時間(起きている時間)はそのままだ。そして、重力によって(眠れるように)徐々にスイッチが下がる。それから8時間の睡眠をとると、またそのスイッチは上に戻り新しい一日が始まる。何の問題もなく健全な人はこのようにして睡眠をとっている。しかし、ナルコレプシーの場合には、そのスイッチが、ぐらぐらしている。スイッチが上に上がっていても、日中に下に下がって眠りに入ろうとする。

ナルコレプシーは治療可能だが、完全に治す治療法はまだ見つかっていない。しかし、ありがたいことに、個人に対応した治療プログラムと投薬のちょうどいい塩梅とで、ニコルは学校に戻ることができ、成績もよくなり、自分の生活を取り戻せてとても幸せにしている。

不思議なことだが、ニコルの症例では(おそらく他の症例でも)、ナルコレプシーは10年間くらい続いていただろう。それでもティーンの後半になって悪化するまでは、本人が自覚したり、生活に支障をきたすような影響を感じたりはしていなかった。

子供とティーンエイジャーに一般的に見られる睡眠障害

おわかりのように、私は外来であらゆるタイプの睡眠障害を診ている。だから、子供や思春期の若者に特に多く見られる睡眠障害について簡単にまとめておくと、いざという時に、あなたや家族、周りの知り合いにも役に立つと考えた。目を通してみて、以下の説明のどれかが思い当たるなら、睡眠専門医を受診して助言を受けるようお勧めする。

◇**睡眠障害＝子供の行動不眠症**――不眠症（この章の初めの部分で述べている）

［**発症年齢**］――幼児以上

［**兆候**］

▼眠りに入るのも、眠り続けるのも困難

▼週に３日以上起こり、３か月続く

◇**睡眠障害＝睡眠覚醒相後退（ＤＳＷＰ）**――これもこの章の前の部分で説明したが、特に思春期の子供が、通常の睡眠時間には眠れずに何時間も遅く寝る。多くの場合、真夜中を過ぎても眠れない。しかし、一度寝ると、睡眠をきちんととれる。

［**発症年齢**］――思春期

［**兆候**］

▼社会的に受け入れられる、あるいは必要とされる時間に眠ることも目覚めることも難しい。

▼日中に起きていられない。
▼イライラする。
▼不眠症状

◇**睡眠障害＝過眠、ナルコレプシー**――日中に過度に眠り続ける。
［**発症年齢**］――10代初期（もう少し早い時期の場合もある）以降
［**兆候**］
▼夜間に十分に睡眠をとっても、日中に起きていられない。
▼幻覚、多くの場合は起きている場合や眠りに入る時に視覚に現れる。
▼失神（入眠）
▼睡眠麻痺（覚醒時に動けない）
▼抵抗することができないほどの眠気
▼強い感情（大笑いなど）が沸くと筋肉が弱まる（膝がガクッとくる）

◇**睡眠障害＝睡眠時随伴症**――夜驚症、寝言、夢遊病、悪夢
［**発症年齢**］――未就学児。脳が発達するにつれ減ってくる。脳が、睡眠と覚醒は異なると認識し、う

まく扱えるようになると、睡眠と覚醒とで、お互いに干渉し合わなくなる。

▼日中に眠気、集中力低下、居眠り、疲労感が出て、日中行動に重大な影響が出る(これが見られる場合には、担当医に相談して解決策を探すのがよい)。

[**兆候**]

◇**睡眠障害＝落ち着かない睡眠障害(RSD)**――RSDは2020年に確立されたばかりの新しい疾患である。★01 子供が夜間の睡眠中にベッドの端から端まで制限なく動き回ったり、蹴ったり、ベッドから落ちたりする。

[**発症年齢**]――6歳以上

[**兆候**]

▼一時間に5回以上の大きな体の動きが見られる。

▼日中の情緒不安定

▼問題行動

◇**睡眠障害＝睡眠時無呼吸といびき**――わずかな時間であっても、子供が睡眠中に呼吸を止める。

[**発症年齢**]――幼児以上

【兆候】

▼睡眠中に大きないびきをかき、呼吸が少し止まってその後に息を吹き返すような大きなあえぎ呼吸を伴うことがある（小さい子供では、いびきは音が小さくて聞こえない事もある）。
▼落ち着かない睡眠
▼日中のイライラ感
▼日中の過度の眠気
▼夜尿症（時折）

ここまで述べてきた子供の睡眠障害は、一般的に見られるが、治療されていない場合が極めて多い。残念ながら、この年代は子供の成長発達にとって大切な時期であり、睡眠障害が治療されないままでいると、私たちの想定範囲を大幅に超えた深刻な影響が出るであろう。すぐにでも睡眠の重要性に目覚めなくてはいけない！

さて、ここまでは子供の睡眠に焦点をあててきたので、次は上の世代の睡眠に話を進めよう。人生の最も熟した年代、65歳以上の睡眠についてだ（今すぐには自分に当てはまらないと思うかもしれないが、誰か親しい人のためになるかもしれない）。しかし、ページをめくる前に、もう一つだけ、あなたに伝えておきたいことがある。子供がよく寝れば寝るほど、家族の幸せは深まるのだ!!

危険な診断？

子供にADHDや不安症の診断をつける際には非常に注意しなくてはならない。私の経験では、多動な子供の3分の1は単に睡眠障害を持っているだけである。問題は、医師が症状を見てすぐに診断をつけようとして、処方箋を書き、症状に対処して子供を落ち着かせるものの、睡眠の質の低下という根底にある問題を解決しないままにしていることだ。しかし、ひとたび睡眠状態を修復すれば（もちろん、それが問題の根本である場合）、非常に明るくなり、落ち着き、本来の最高な状態の自分を取り戻すことができる。さらに、必要ない薬も減らせるのだ！

子供が十分に睡眠をとっていない時のサイン

- 癇癪
- 過食
- 学習障害
- 落第
- 多動
- 問題行動
- 授業中の居眠り

あなたの子供はフクロウ？ ヒバリ？

このたとえ話は聞いたことがあるかもしれない。もし、あなたの子供がフクロウであれば、夜遅くまで起きていて夜中に寝るのを好む。ヒバリであれば、夜早く寝て、朝も早起きするのが好きである。あなたの子供が自然体でどちらの傾向があるかに注意してみよう。そうすれば子供にちょうど適した就寝時間と起床時間を設定することができるだろう。

第7章

素敵に歳を重ねるための睡眠

良質の睡眠は寿命を延ばし、これからの人生を
もっと活き活きしたものにしてくれるだろう
——睡眠の見張り番

マリリンは70代前半になり、睡眠状態が悪くなってきた。不眠、日中の疲労感、夜中に何度も目が覚める、口が渇く、やる気がでない、などの症状がうんざりするほど続いた。そして、一晩に4回もトイレに行くこともあった。泌尿器科を受診したが、泌尿器科医は何の問題も発見できなかった。医師は、5人の子供の母親であるマリリンは、出産を数回経験したことで生体構造が変わり、頻尿になったのかもしれないと考えた。ところが不思議なことに、マリリンは日中は頻繁にトイレに行ったりはしなかった。夜間だけだ。それでは説明がつかなかった。

医師は、不眠症かもしれないと考え、睡眠薬を処方した。睡眠障害に苦しむ患者はほぼ必ず第一選択として睡眠薬を試すが、たいていの場合、長期的には最善の解決策にはならない。マリリンの場合には

根底に何があるのかがまだ明らかではなかったし、かかりつけ医を受診しても解決しなかった。そこで、マリリンは私の外来に意見と解決策を求めてやって来たのだ。

彼女が私と向い合って座り、症状を並べ始めた時、彼女には入眠の問題はないことがすぐにわかった。不眠症にもいろいろあるが、その特徴の一つは、入眠できないことだ。心の中でいろいろと考えてしまって、ゆったりとした眠りに入れないのだ。彼女に「いびきをかきますか?」と尋ねたところ、おそらくいびきはかかない、という返事だった(何年も前に死別していた夫からは、何も言われたことはなかったそうだ)。また、彼女はよく眠れるように毎日3種類の錠剤を服用しているとも明かした。膀胱のための薬(抗過活動膀胱薬)、睡眠薬、そして、抗不安薬だ。私は彼女を診察して、口腔内と気道の構造も確認し、彼女のこれまでの経験や受診歴をすべて考慮した上で、睡眠検査を受けてもらった。その結果、中等度の睡眠時無呼吸症候群であると判明した。

睡眠時無呼吸症候群の患者の多くは肥満を伴っているが、この症状は肥満の人だけに起こるわけではない。また、睡眠時無呼吸症候群は、高齢になると、いろいろな形で表れてくる。マリリンがいい例だ。体格は大きめだが、身長からすると体重は正常範囲だ。痩せすぎでもなく、太りすぎでもなかった。そして、さらに、彼女のいびきも決して大きくはなかったのだろう。私の想像では、彼女の睡眠時無呼吸症候群はもともと軽症であり、閉経してその後少し体重が増えるまでは、まったく気付かなかったのだ。しかし、閉経と体重増加、この二つの要因が睡眠時無呼吸症候群を悪化させた。

彼女はＣＰＡＰ（持続陽圧呼吸療法）を開始し、非常に気分がよくなり始めた（ＣＰＡＰ装置の詳細、そして、その装置が１９８０年代はじめに開発されて以来、どのような経緯を辿ったのかは、第9章を参照してほしい）。私はＣＰＡＰ療法を支持している。なぜなら、効果があるし、薬はいらないし、睡眠障害に対する手術不要の治療法だからである。マリリンにとってはどうだったか？　彼女はすぐに気持ちが明るくなり、ふたたびゆっくり休めるようになった。もう昼寝をする必要はなく、夜間にトイレに行くのもたった一回にまで減った。さらにありがたい事に、彼女の睡眠を治そうと誤った判断のもとに処方されていた３種類の薬をすべてやめることができた。彼女は70代にして、また素晴らしい睡眠を手に入れたのだ。

睡眠と老化にまつわる通説

「ある年齢に達すると、質の良い眠りができない」という睡眠と老化に関する通説がある。私はそれが真実だとは思っていない。つまり、優雅に歳を重ねて、優雅に眠ることもできるのだ。数々の困難があるだろうって？　その通りだ。でもその困難は乗り越えられる。

時々、私は患者にＢＭＷ（ドイツ製自動車）を思い浮かべてみるように言う。このすぐれた性能を持つ車は手入れをきちんとすると、30万キロでもちゃんと走る。もちろん、定期的に点検を受け、見つかった問題に対処しておかなくてはならない。きちんと手入れをしなければ、そんなに長くはもたないだろう。

しかし、適切に気を配っていれば、16万キロという大台を超えても見事な走りを見せる。さらに走行距離を延ばすこともできる。

身体もほぼ同じようなことが言える。つまり身体も作りは素晴らしいが、60代や70代さらにそれを超えても健康に暮らせるようになりたいのであれば、栄養を摂り運動を行い、そしてなにより重要な睡眠をきちんととって、日常的に手入れをしなくてはならない。睡眠状態が悪ければ、車の手入れを怠っているのと同じで、頭のてっぺんからつま先までのあらゆる部分のパーツを少しずつ傷つけることになるだろう。睡眠は身体のすみずみまで影響を及ぼすのだ。

変化させる

米国社会保障庁によると、２０４０年にはアメリカの人口の約21パーセントが65歳以上になるそうだ。★01 これは膨大な数の人々だ。彼らには、歳とともに睡眠にますます注意を払ってもらいたいと思う。もし、あなたが今現在、すでに65歳以上であれば、次にあげるような、年齢とともに生じる睡眠の自然な変化を感じているかもしれない。

▼δ（デルタ）波

第4章で、深い緩徐波の睡眠の間に行われる脳の洗浄においてδ波が果たす重要な役割を説明した。私たちは皆、レム睡眠とノンレム睡眠のバランスがちょうどよいと、最高の睡眠が得られたと感じる。目覚めた時に爽快だ。若い時には、こういった深い睡眠に入りやすい。

残念ながら、睡眠中に強力に働くδ波は年齢とともに減ってしまう。高齢者の脳波を測定すると、深い眠りはそれほど記録されない。元気をくれる素晴らしいδ波がどんどん減っていくのだ。

なぜか？　実際のところ、それはわかっていない。でも、もっと大切なのは、δ波を再び取り戻せるかどうかということだ。繰り返しになるが、それもわからない。科学者たちがδ波を調査し、δ波に働きかけたり、少し刺激したりすることによって爽快な睡眠を促すことができるかどうか研究している。

私はこの「睡眠工学」の発想がとても気に入っている。もし、δ波を促進することができ一生涯、δ波の十分な量を維持できるとすればどうなるだろうか？　理論上は、それによって記憶力、成長、修復などに、極めて重要な利点が得られる可能性がある（第4章で睡眠中の脳波と、アルツハイマー病や認知症との関連について取り上げている）。まだすべての答えが出ているわけではないが、興味をかきたてる可能性を秘めた、非常にエキサイティングな最先端の研究なのだ。

▼メラトニン産生の減少

私たちの理解をはるかに超えた貴重なδ波に加えて、加齢とともに、脳の松果体でも、睡眠ホルモンであるメラトニンの産生が減少し始める。簡単に言えば、このホルモンの自然な変化こそが、若い頃のような深い眠りができなくなっていく原因だ。

睡眠断片化。睡眠断片化とは、20、30年前なら、気にせず眠り続けることができていたようなちょっとした刺激で、簡単に目が覚めてしまうことだ。ひとたび還暦の声を聞くと、夜間にたびたび目が覚め、また眠りに戻るのも困難になることに気づき始めるだろう。このように夜間に頻繁に起きてしまうと、日中によく居眠りするようになり、悪循環が生じる。この、夜間に何度も起きてしまう睡眠のことを、「睡眠断片化」と呼ぶ。

▼ひどい時差ぼけ

20代や30代の頃を覚えているだろうか？　時間帯をまたいで移動しても、睡眠にはさほど影響を受けずにすぐに適応できたのではないだろうか？　でも、年齢を重ねた今は違うと思う。年齢を重ねるほど、このような急激な変化を受けると、睡眠を適応させるのにより苦労する場合が多い。だから、一年前から楽しみにしていたロサンジェルスからロンドンまでの旅行でも、予想以上に睡眠サイクルが崩れてしまうかもしれない。土曜日の深夜まで活動していたために睡眠不足になった後の適応も、もっと大変になってくるだろう。

▼睡眠システムの二系統の変化

前の章で、10代の若者が真夜中遅くまで起きているという群衆理論と、彼らが真夜中すぎまで起きていたいと思うわけの仮説について論じたが、その際に述べたとおり、高齢の家族には若者とは逆のことが起き始めている。つまり、ある一定の年齢になると、最も元気だった頃よりも数時間早く居眠りするようになる。さらに、朝は鶏と同じくらい、早朝5時に目覚める。

高齢になると、密接に関連して睡眠をうまく司る二つのシステムは、かつてのようにテキパキと働くわけではない。そのシステムとは、概日リズムと恒常性維持機能だ。前者は明暗の周期に反応し、後者は睡眠と覚醒の巧妙なバランスを調整する。この働きの衰えは、かつて夜はフクロウのように起きる習慣があったが、いまや毎日、夕食前に椅子で居眠りするようになったような人に影響が出ていると言える。

それでも、その変化が極端で社会的活動に影響が出たりしない限り、一般的には問題はない。夕食中に起きていられない？　疲れすぎて、孫の野球の練習のお迎えに行くことができない？　午前3時にぱっちり目が覚めてしまう？　もしそうであれば睡眠覚醒相前進症候群（ＡＳＷＰＤ）が進んでいるかもしれない。治療を始めるのがいいだろう。その治療は、体内時計を日光と同調させるため、光線療法や他の療法を睡眠専門医の指示のもとで行うものだ。

▼年齢特有の病気

ここまでに挙げただけでは足りないだろう。多くの高齢者はたいてい健康面での不調、たとえば関節炎などの痛みや不快感と闘っている。これらの不調はどれも、睡眠に悪影響をもたらしている。薬剤も、抗鬱薬、血圧降下剤だけでなく、シロップ薬、痛み止めや筋弛緩薬(湿布、塗り薬)にいたるまで、さまざまなものが影響を与える。服用、もしくは使用している薬があれば、担当医にすべて伝えて副作用についても話をしよう(薬局で購入する睡眠作用薬がこれらの薬剤と干渉する可能性があるのは言うまでもない)。もちろん、使用している薬剤が睡眠を乱すかどうか、そして、それを正すためにはどうすればよいのかを質問しても大丈夫だ。

米国老年学会が出しているビアーズ基準(オンラインで簡単に見つかると思う)を参考にしてもいい。ここには一般的な薬剤が記載されている。たとえば、抗ヒスタミン剤と睡眠薬の併用は高齢者には安全でないとされている。高齢になると、若い時とは、薬剤の代謝や効果にも違いが出てくるので、30代の時に大丈夫だった薬剤が、高齢になった今では安全ではないかもしれない。

生活上のこういったありがたくない変化を考えてみると、なぜ高齢になると睡眠がこんなに大変なものになるのかがわかると思う。しかし、残りの人生を大変な睡眠とともに過ごさなくてはいけない運命というわけではない。睡眠を得るための道は確かに穴やくぼみだらけかもしれないが、慎重に進めば大きな穴があっても落ちないし、多少の穴やくぼみであれば、それほど影響を受けない。

薬に頼らずに睡眠を改善しよう

年配者が、これまで挙げたようなあらゆる障害に負けずに、脳と身体と共に健康で安心して暮らすためには、毎晩必ず7時間から8時間の睡眠をとらなくてはいけない。第10章で私のお勧めの戦略「睡眠をリセットするための簡単な方法」として誰にでもできるすばらしい日々のプランを挙げている。まずはそこから始めてはどうだろうか。とはいえここで、年齢にともなって直面するかもしれない自然な変化(残念ながら劣化)を少し遅らせるためのコツをいくつかお教えする(私がお勧めするのは行動による解決策であって、寝る前に睡眠薬の瓶を手に取る必要はないことはわかるだろう)。このリストは完全ではないものの、かなり一般的なものを紹介し、どうやって実行すればよいのかを示している。

睡眠薬に隠された危険

睡眠薬は医師の指示のもと、短期間、適量使用されるべきである。それに反して、頻繁に定期薬として長期に使用すると、年配者の場合には次のようなリスクにわが身を晒すことになる。

- 他剤との相乗作用により重篤な反応が起こる
- 転倒するリスクが高くなる
- バランス感覚が悪くなる
- 記憶喪失
- 日中の眠気
- 深い眠りの減少

▼過度の昼寝

睡眠が断片化すると昼寝に繋がり、昼寝をすれば睡眠の断片化はさらに進み、という繰り返しになると先に述べた。この望ましくないサイクルを断ち切るには、昼寝をしたくなったら携帯電話のアラームを30分後に設定すればよい。30分の睡眠では、身体の休息の要求にほんの少ししか応えられないが、長く眠ってしまい夜間に眠れなくなり苦しむことはなくなるだろう。この本を通して伝えていることだが、昼寝は非常に健康によい働きをする。でも、しすぎると害になる恐れもあるのだ。過ぎたるはなお及ばざるがごとし、である。

▼食事による睡眠への影響

昼寝をしすぎると睡眠の障害になるのとまったく同様、ワイン、砂糖、カフェイン、タバコを摂取したり、就寝前3時間以内に夕食を食べたりすると睡眠は妨げられる。睡眠を風船にたとえれば、こうした行為はダーツの矢のようなものだ。これらの欲望によって摂取する贅沢食品は、若い時には身体にも睡眠にも影響しないが、高齢になってくると変化に対応するのが困難になってくる。

▼夜間のトイレ

水分補給は大切である。しかし、就寝前に水分を多くとることはお勧めしない。その代わりに日中に十分に水分補給をするとよい。また、可能であれば、高血圧の治療のための利尿剤は夜に服薬するのは避けて、朝か、日中の早い時間に服薬する投薬スケジュールにするとよい。もし、あなたが糖尿病でも(たとえそうでなくても)就寝直前には、アイスクリームの蓋をこじ開けないように。膵臓と膀胱さらには睡眠も、アイスクリームによる被害から救われる。

▼男女の違い

男女共に歳をとるにつれ、それぞれ睡眠の問題に直面する。女性は更年期障害のせいで、ホルモンの乱れ、フラッシュ(赤ら顔)、そして、睡眠断片化が起き、一方で男性は、前立腺肥大となり頻尿になる。ときには生活スタイルが変わる。たとえば、男性は夜間に水分を控えたり、女性は通気性のよいパジャマを着たりしなくてはならない。そして、男女ともにストレスを減らして健全な睡眠の習慣をもつことが必要となる。

また、男女ともに高齢になると、睡眠時無呼吸症候群のリスクが高くなる(とはいえ男性の方が確率は高い)。これは自分自身ではわからない。だから睡眠専門医を受診して指示を受ける必要があるだろう。女性の睡眠時無呼吸症候群は男性に比べて、異なる症状を呈していることがあり、気付かないまま長期間放置されていることがある。それがリスクを高める原因かもしれない(本章内、あるいは本書全体で睡眠時無呼吸症候群についてさらに述べている)。

▼日光を浴びる時間の減少

一般的にとまでは言わないが、私の外来を訪れる高齢の患者には、屋外に出て日光を浴びて活動する時間が減少する傾向が見られる。単に彼らのスケジュールや責務やいろいろな能力、それに興味が若い頃と同じでなくなっただけかもしれない。4歳の子供を追って公園を走り回ったりしないし、放課後に友人と外で輪投げをすることもない。腰が痛くて街中を歩き回る元気がなくなってしまったり、子供も孫もかれこれ8か月も遊びに来てくれないせいでガッカリしてやる気が出なかったりするのだ。理由はなんであれ、日常生活のペースがゆっくりになり、そのうち、日課も変わって若い頃のようにたっぷりと日光を浴びたりしないようになる。

これは、ほんのちょっとの変化に見えるかもしれないが、十分に日光を浴びなければ睡眠の能力はかなり影響を受ける。毎日(できれば、午前中、昼食前に)欠かさず外に出て日光を浴びることは概日リズムが正しく作用するためには重要だ。日光の下で活動をすると気分もよくなってくる。あなたのおかれている状況によっては、工夫が必要かもしれない。でも、屋外での活動は、夜間にどれくらい充実した睡眠を得られるかを決定づける大きな要因だ。

私は高齢の患者には誰でも、日々の生活の中で可能な限り、身体のために日光を浴びるように助言している。何でもできる事はやってみて、社会と接する予定を詰め込んでほしい。庭の手入れをする。戸外でランチを食べる。テニスをする。身体を動かすことを一番に考える。毎日、たとえ20分だけでもいい。運動して日光を感じれば、あなたの睡眠と覚醒のサイクルは活性化する。とにかく試してみてほしい。すぐにその効果が表れるだろうから。

運動は重要だが健康に何らかの問題がある高齢者にとって、運動するように求めるのは過酷に思える。でも、そうではない。運動と言っても、なにも、カリフォルニアの海岸を30分走ることを言っているのではない。そうでなくても運動になるし、必要に応じて自分の能力にあった運動をすればいい。椅子に座ったままでも運動ができる。テレビを見ている30分間座らずに立っているだけでもかまわない。心拍数を上げるために目的地から少し離れたところに車を停めるのでもきっと効果はあるだろう。

あなたの身体はスケジュールを求めている。あなたが退職してカレンダーの日付を囲むような楽しみがまったくなく、何日間も何週間も、ただ日々が続くだけだとしたら、予定を入れることから始めてほしい。午前8時に起きて散歩に行き、日光を浴びて、友人とコーヒーを飲んだりランチを食べたりする。そして、夜は同じ時間に就寝する。自分の日々を自ら管理して、

7種が一つになった壮大な薬

想像してみよう。7つの薬剤が一つに集約され、生活を変えてくれる錠剤を。

運動に関して私がよいと思う点は、運動が強力な睡眠促進剤になることだ。そればかりか身体全体の健康状態にとっても恩恵がある。毎日の運動を、7種類の薬剤が一つになった素晴らしい薬だと考えたい。

❶抗不安剤
❷血圧降下剤
❸強心剤
❹コレステロール降下剤
❺糖尿病薬
❻抗鬱剤／抗ストレスサプリ
❼睡眠薬(これが、一番重要!)

日常的な決まり事をきちんとこなす。身体のために、このような繰り返しは欠かせない(もちろん睡眠にも)。

身体を動かさずに鬱になってしまったら、あるいは逆に鬱になって身体を動かさなくなってしまったら、気持ちが上向くように、ともかくもその悪循環を絶たなくてはならない。そんな時にはかかりつけ医に話してみよう。福祉の助けが必要であれば頼ればいい。医師の指示のもとで、運動の指導をしてくれる人や抗鬱剤などの必要があるかもしれない。身体を動かせば動かすほど、睡眠状態は改善する。すると今度は日中もエネルギーに溢れるようになる。

これは睡眠障害なのだろうか?

日光を浴びても、第10章にある私のお勧めの「睡眠のための4ステップメソッド」をやってみても、睡眠を妨げる要因をすべて取り除いても、さらに健康面での大きな問題はなくても、何も効果が見られないならば、睡眠障害なのではないか、と疑いたくなるのは明らかだ。

SWAN(米国老年研究所、米国看護学研究所、米国国立衛生研究所、女性の健康研究事務所、米国補完代替療法研究所の複数の組織が協力し行われた調査)によると、不眠症は高齢の年齢層、特に閉経後の女性によく見られるという。トレイシーは、50代後半の女性で私の患者だが、睡眠に関しては大変な思いをしていた。閉経後に少し体重が増え、夜間の睡眠が断片化した。かかりつけ医とホルモン剤の使用について相談したが、彼女には乳がんの既往があったので、それは行わない事にした。そして彼女はプロザック［選択的セロトニン再取り込み阻害薬（SSRI）に分類される抗鬱薬のひとつ］を低容量服用し始めた。彼女の気分はよくなったが、睡眠状態はさらに悪くなった。夜間に汗をびっしょりかいたり、四肢を絶え間なく動かしたくなるような不快感（むずむず脚症候群）で目覚めたりした。

睡眠不足でストレスが溜まり、もう耐えられなくなって、私の外来にやってきた。私は話し合いを始め、いくつかの事柄がすぐに判った。まず、彼女は夜間に過剰なほどに何度も時計を確かめ、時間がなかなか進まないことにストレスを感じていたことだ。二つ目に、不眠症がひどくなると、彼女は真夜中に食器洗い機から皿を取り出したり、スナックを食べたり、洗濯物を畳んだりする癖をつけてしまったこと。三つ目は、彼女はホテルや友人の家に行くと非常によく眠れることだった。

不眠症は、たいがい精神的な要素が強い。だから私にとって興味深かったのは、彼女は自分のベッド以外ではどこでもとてもよく眠れることだ。彼女の夜間の習慣を直すために認知行動療法をする必要があると私は判断した。さらに、ベッドタイムに対する前向きな思いを取り戻し、自分の寝室に抱いてきた嫌悪感を捨てる必要があった。彼女は、ベッドに入るとすぐに、気持ちよい平和なベッドではなく、ボクシングのリングに入ったような気持ちになり、毎晩、強敵である不眠症との戦いに負けてしまうと考えたのだ。

私はすべての局面からトレイシーを注意深く見て、根付いてしまったすべての適応障害を取り除くことに目標を定めた。彼女には新しい規則に従うように助言した。たとえば、時計を確認しない、眠れないからといって洗濯物を畳まない、などだ。私は彼女に処方薬を出していた医師とも話し合い、徐々にプロザックを減量していった。

約2か月かかったが、それでもその後、彼女はほぼすべての局面で、かなり改善していた。夜間に3、4回目覚めていたのが、たった1回に減り、もう私の助けは必要なくなった。治療に成功した不眠症の患者は、二度と私の外来には来ないと考えると嬉しい。私が患者を失うときには、必ずその患者は睡眠を取り戻して勝利を手にしているというわけだ。

あなたも、睡眠に対して嫌悪感を抱いているかもしれない。金銭的に余裕があれば、さらに一歩進んで、これまでとは違う空間になるように寝室を改装するとよい。そうなると、ボクシングのリングにいるわけではないことが視覚的にも思い出せる。部屋の壁を落ち着く色、柔らかい青やベージュ、緑やピンクに塗り替えたり、絵を並べ直したり、新しい絵をかけたり、パリッとした新しいシーツに変えたりするとこれまでとは違う調和した感覚を得られる。その効果はとても素晴らしい。

変えられない習慣

不眠症の極めて難しい点の一つは、夜間に考えすぎたり気を揉んだり、考えが次から次へ飛び回ったり、車輪のように回り続ける癖がつくことだ。しかもその癖が改善することはない。不眠症は、心穏やかでいられず、他人ごとではない心配が頭から消えず、最終的に、来る日も来る日も夜は辛くなり、はたまた状況は悪化の一途を辿ることになる。毎晩ベッドに横たわっても覚醒したまま、一日がどんなに悪い日になるのかと考えこみ、睡眠がどんどん手の届かない遠くへ流れていき、あなたは不眠という泥沼にますます深くはまり込む。それがわかるまでに、2年も経っており、その間、ただ少し目をつむるためだけに処方された鎮静剤に頼っている。そのサイクルは何か月も、いや何年も、時には何十年も続く。

かなり多くの患者は、毎晩心配事を洗い流しては、新しい心配を見つけ不眠症を繰り返している。じつに、眠れないことが特技にさえなっている。なぜなら、私たちの身体は、ある行動が繰り返されると効率よくそれを習得するからだ。身体によくない食べ物を食べる習慣も、机で居眠りしてずっこけるのも特技になる。

不眠症とは、大きな太い縄にできた質《たち》の悪いもつれのようなものである。解きほぐすのは非常に困難だ。たとえうまくほどいたとしても、よじれた跡がなおも残っている。しかし、数週間から2か月ほど経過すると、その跡も次第に消えていく。

私は、患者がもつれをほどいて好ましい習慣を身に付けるためのサポートをしている。不眠症ではなく、患者にとって好ましい習慣が繰り返されているのが明らかになると、患者は徐々に素晴らしい睡眠を得られるようになる。このトレーニングは、50代、60代から始めてもいいし、遅すぎることはない。これは、毎日ジムに行くようなものだ。つまり、たった一日で筋肉は整わない。来る日も来る日も同じ運動を繰り返すことによって結果が得られるのだ。睡眠も同じである。

そうは言っても、65歳以上の高齢者独特の状態にも遭遇する。彼らの不眠症は、もうかなり進んでいて、何十年もガチガチに固められている。彼らの縄のもつれは硬くてほどきにくい。もつれをほどいてもよじれはうんと長く消えない。元に戻すのは簡単ではない。睡眠状態を再び正常化させるには、当人もかなりの努力が必要になる。しかしそれでもできる。かなりの忍耐と信念、成し遂げるという思いだけが必要だ。

だからこそ、深刻な睡眠障害を経験している人には、早いうちに、睡眠医療に熟練した医師に診てもらうようお勧めする。不眠ががっちり固まってしまう前に、よくない習慣に介入すれば改善し易い。この本が、20代でも60代でもあらゆる年齢層の読者にとって、望ましくない睡眠の習慣が固まらないうちに、必要ならば何かの手を借りて問題点を解決するための励ましになれば幸いだ。

トレイシーが私の外来にやってきた時、まだ50代だったのは、私にとってありがたかった。彼女の解決策は非常に簡単で、わずか8週間で結果が出た。彼女が20年以上もそうした具合で不眠に悩まされていたとしたらどうなるか想像してほしい。解決策を組み立てるのがどれだけ大変だっただろうか。トレイシーは見る影もなく、すっかり老け込んでいただろうし、それからの数十年を元気に暮らすこともなかっただろう。

心の声を聞いて

私は睡眠専門医として、睡眠障害の診断に関しては、第六感が備わってきたといっていいくらいだ。だが、何かが患者にあるのではないかという気がしても、たいがい患者は少し抵抗する。患者は「いやいや先生、大丈夫ですよ。そんな問題があるとは思いません」と答える。だから、時々、私は証拠のある確実な話を展開し、気乗りしない患者に睡眠検査を受けるように説得する。

以下は、クルズの事例だ。彼は75歳で、健康面の問題は心房細動(A-fib)に悩まされるようになっていたことだけだった。これは、65歳以上の高齢者によく見られる心臓の心拍に異常がある疾患である。当初は心臓の心拍を整えて血圧を調整する一般的な薬剤で、非常にうまく治療できていた。しかし、夜間に心臓がバクバクして目覚め、時々日中でも動悸がするようになり、担当医はクルズを私のところに紹介してきた。それは循環器専門医が行ったホルター心電図検査でも確認できていた。しかし、それよりももっと不穏な事態になった。クルズはゴルフコース上で呼吸が止まり、それからは大好きなプレーができなくなった(それまでは、彼は毎週5日のペースで、グリーンでふつうにゴルフボールを打っていた)。それに、日中に眠り込んでしまい、目を覚ますために、甘い飲料をがぶがぶ飲むこともあったそうだ。

彼の生活の質はならくの底へと急降下した。だが、この引退した工学技士にとって、心臓の問題だと思っていたら、睡眠障害まであるかもしれないだなんて、にわかに信じがたい事だった。

幸いにも、彼は睡眠の見張り番のところにやってきた。何が起きているのか私には確信があった。初回の問診後、睡眠研究室で、一晩の睡眠検査を行って評価することを提案した。彼はこの提案に(先にも述べたように)、初めはあまりいい顔をしなかった。それでも彼は(付け加えれば、しぶしぶと)従い、もちろん私の予想は立証された。

中等度の睡眠時無呼吸症候群だった。

彼は肥満でもなく、首も太くなく、夜中に彼の妻が彼のいびきに苛立って肘でつついたりもしなかった。ネットで調べて自分で診断を付けようとすれば見かけるであろう、いわゆる典型的な睡眠時無呼吸症候群の症状が彼には一つもなかったのだ。しかし、私は彼のような患者を何人も見たことがあるし、この章の初めにマリリンの例で紹介したように、年配者の睡眠時無呼吸症候群はさまざまな症状を示すのだ。しかし、この謎も、どこに注目すればよいかがわかれば解決する。

睡眠検査では、クルズの不整脈を感知したが、それは睡眠時無呼吸が起こるたびに出現していた。睡眠中に呼吸が止まる度に身体がややパニックを起こしそれに心臓が反応していたのだ。呼吸が数秒止まり、身体はそれに反応してアドレナリンを放出する。アドレナリンによって心拍数が上がり、ドキドキして目が覚める。これが繰り返し何度も起こる。毎晩毎晩。こうした経緯で彼は(いや、彼だけでなく同様に睡眠時無呼吸症候群に罹った患者は）日々悲惨な状況に置かれてしまうのだ。

それでもなお、クルズは自分が睡眠時無呼吸症候群であるとは信じず、私が提案した治療計画には尻込みした。「少しCPAP（持続陽圧呼吸療法装置）を試してみるだけでいいのです。CPAPを着けても何も損することはないですから」と伝えた（これより以前にも他の多くの患者にそう話してきた）。CPAP装置を使い始めたいなどと思う人はいない。しぶしぶ彼は応じてくれたので、私は彼に合うように装置を調整した。

結末がどうなったかはもうおわかりだろう。

たった6週間のうちに、調子がかなりよくなった。クルズは、微調整をして器材を変更すればCPAP装置も問題なく耐えられることに納得し、それどころか、本来のエネルギーと元通りの生活を手に入れられるからといって進んで装着するようになった。ゴルフ三昧の生活に戻り、もはや長い昼寝をすることも、一日中スプライトをごくごくと飲むこともなく、夜間に動悸で目が覚める恐怖もなくなった。最後に彼に会った時、彼は心臓の薬を減量できるかどうかを循環器専門医と相談していると話してくれた。考えてみればすごいじゃないか！　睡眠は実に素晴らしい薬で、あなたにとっても薬になるのだ。そして、たぶん何だって治してくれる。

クルズの睡眠状態が治っていなければ、とは想像すらしたくない。身体的な活動もかなり制限され、自立した生活も断念せざるを得なくなっていただろう。ますます、薬剤が必要になり、心臓の不整脈を治すための外科的手術（心筋焼却術）を受けていたかもしれないし、さらにおそらくは厄介な副作用にも悩まされただろう。こよなく愛していた趣味のゴルフには永遠に戻れなくなり、鬱にもなってしまっただろう。しかし質の良い睡眠を取り戻せたおかげで、何年分も人生を長らえた(聞いたような話だと思ったなら、この章の扉の、睡眠の見張り番の格言を思い返してほしい)。

睡眠時無呼吸症候群による危機

この本では、多くの症例を取りあげて、睡眠時無呼吸症候群に注意を促すようにしている。私の感覚では、もっと大々的に伝えてもいいくらいだ。睡眠時無呼吸症候群は未治療のままだと非常に危険でありながら、5、6人に一人は睡眠時無呼吸症候群に罹っているという一般的に見られるものなのだ。しかし米国睡眠医療学会によると、その罹っている人のうちたった10－20パーセントの人しか診断を付けられていない。残りの診断がついていない人や、また、治療を受けていない人は、重大な健康問題にじわじわと確実に苦しんでいるのだ。

前に述べたＢＭＷの車の例に戻ると、睡眠時無呼吸症候群は車のタイヤの一つがずれてしまい、運転していてもぐらぐらしている状態になっているようなものだ。何度も金槌で車輪を元に戻しても、根底にある問題を解決するまでぐらぐらし続ける。睡眠時無呼吸症候群の場合は、それは壊れたか外れてしまったねじのようなものだ。破損した状態で車を運転し続けても、短距離であればどうにかなるかもしれない。しかし、その車（この場合で言えばあなたの身体）が長距離走行に耐える力は損なわれている。

睡眠時無呼吸症候群が、クルズの心臓の問題の根底にあったように、別の致命的な健康問題に絡む不調の根本的原因である場合、睡眠状態の治療が極めて重要だ。不整脈学会の報告によると、心房細動の患者の約50パーセントが睡眠時無呼吸症候群を併発しているという。そして睡眠をおざなりにすると、心房細動の治療も2、3倍の確率で失敗に終わる。★02 不整脈の治療に失敗すると、心不全や脳卒中を起こしかねない。幸いなことに、世間でのこの問題の認識は強まりつつある。毎週、私は不整脈外来から紹介された患者を5人は診ている。その数に私の同僚や全米の睡眠専門医が同様に診ている不整脈の患者を合わせてみてほしい。希望的観測では、高齢者だけでなく、皆がこうしたリスクに目覚めようとしているというわけだ。

睡眠に投資をすることで失うものは何もない。それどころか生活に好ましい影響があるはずだ。そして、年齢に拘わらず、いつでもこの前向きな変化は起こせる。私自身、患者の口から、睡眠状態がよくなったので生活が惨めになったなんて話は聞いたことがない。

私が患者の話を親身になって聞くのとまったく同じように、あなたも自分の心の言葉を聞いてほしい。さあ、次にかかりつけ医を受診する際には、その話をする時かもしれない。

睡眠時無呼吸症候群と手術——危険な組み合わせ

ごく最近出会った患者、サイモンは50代後半で、腕のいい家具職人だった。長年の立ち仕事の影響で、股関節手術を受けなくてはならなくなり解雇されたところだった。サイモンはそれまで、睡眠障害も血圧の問題も指摘されたことはない。しかし術前検査で、内科医(私の講義を受け、未治療の睡眠時無呼吸症候群があると手術の結果がよくない可能性が高くなると聞いていた)はサイモンの首の周囲が通常よりも太く、後咽頭は狭く、体重過多であると気付いた。だから、その内科医は手術前に睡眠時無呼吸症候群かどうかの検査を受けるように提案した。

手術予定日の一週間前、サイモンは私の外来に術前評価にやってきた。どうなったと思う？　一晩に100回も呼吸が休止していることが明らかになった(通常は5回未満である)。さらに、夜間血中酸素濃度も70パーセントまで落ちていた。重症の睡眠時無呼吸症候群であり、未治療のまま手術を受けるのは危険だと思われた。すぐにサイモンにその情報を伝えた。「残念なことに、来週の手術を受けることはできません」。サイモン自身は検査結果を信じられないままだったが、ここで私は彼の手術をキャンセルした。

問題はこれだ。今は、手術を受ける患者に予め睡眠時無呼吸症候群の治療をしておかなければ、術後のあらゆる危険な状態を招きかねないことがわかっている。手術は身体にストレスをかけ、その結果アドレナリンが大量に産生される。未治療の睡眠時無呼吸症候群も体内に大量のアドレナリンを放出する。すると血糖も増加し、心臓にも悪影響を及ぼす。また、アドレナリン過剰になると、傷の治りは遅延し、血糖も上昇し、心臓にも無理をさせ不整脈も起こしやすくなる。さらに術後は、鎮痛剤、筋弛緩剤、睡眠薬などのさまざまな種類の薬剤も投与され、睡眠時無呼吸症候群をますます増悪させる。

手術は身体にとって大火事のようなものだ。どんなに小さな手術でもそうだ。さらに未治療の睡眠時無呼吸症候群があると、火に油を注ぐようなものである。もしくは、睡眠時無呼吸症候群は大きな鍋で油を煮立たせているようなもの、手術は玉ねぎをその中に放り込むようなものだと考えてもいい。熟考して確認すること。大きな油しぶきが飛び散りかねない。

サイモンの手術担当医に電話したところ、私の意見に同意した。サイモンの手術を3週間遅らせて、サイモンにCPAP治療を受けさせ、睡眠の問題を治療することができた。この術前のCPAP療法の開始がサイモンの命を救い(未治療のまま手術を受けていたら、と考えると恐ろしい)、さらに彼の寿命も延ばしたと私は自信を持って言える。サイモンは新しい人工股関節を手に入れ、その上生活もよくなり、将来、心臓に問題を起こす可能性も低くなった。

第3部

よりよい睡眠とは

第8章 コロナ禍の睡眠

健康、若さ、成功、幸福といったものと同じように、
睡眠も失って初めて、その価値がわかるのだ――睡眠の見張り番

2020年3月11日を体験した人は、世界を大きく変えたその日を忘れることがないだろう。WHOが、新型コロナ感染症に対して緊急事態宣言を出した日だ。私たちはこれからずっと、生活をビフォーコロナとアフターコロナという視点から見つめていくだろう。

私は、内科医であり睡眠医療専門医でもあるので、この事態のすべてが、内科と睡眠医療それぞれの見解から徐々に明らかになるさまを目にしてきた。私は医師として訓練を受け、内科医としての技量もあり、また病院職員が不足していたため、コロナ禍では私自身の患者(多くはコロナ陽性だった)を診るだけでなく、最前線で業務にあたっていた。週末には病院で同僚を手伝い、入院中の多数のコロナ感染症重症患者を診察した。その困難な業務に忙殺されていないときには、自分の外来で休息をとったり、睡眠

障害の患者を診察したり、自分の家族と過ごした。

もうあれから(この章を書いている今現在)2年が経ったなんて信じられない気もする。緊急事態宣言の発表後、当初は、夜寝ても、翌朝目覚めてみれば状況はますます悪化していたし、さらなる惨状を報じる新聞各紙の見出しに苦しむ毎日だった。しかし、それは私だけではない。悪夢の中に皆が軟禁され、自由が失われていた。

ほどなくして、普通では考えられない事態が明らかになり、それは私にとって驚きでもあった。このコロナ禍のパンデミックという重圧で、初めて、すべての人間の睡眠が失われようとしていた。それも地球規模でだ。地球上どこにいても、誰もがその影響を受けていた。新しい日常の訪れによるストレスから、睡眠がすっかり変わろうとしていた。私もそうだった! 影響を受けなかった人は誰一人としていなかったと思える。睡眠の見張り番は、毎晩必ず、睡眠をくまなく仔細に監視しているが、自分の生涯でこんなにひどい事態を目にするなんて、想像もしなかった。

このパンデミック、つまり現世代にとって、かつてないほどの規模で医療体制の変更を要した一大事に無縁な人などいなかった。人間である以上は逃れられなかった。すべての人の睡眠が影響を受けた。人間であることのあらゆる局面が洗い出され、人は自分にとって何が大事で、何が大事ではないのかを知った。突如として、健康の重要性が以前よりもはるかに強く感じられるようになった。健康であれば、自身の免疫系が身体を守ってくれ、感染者の統計数に入ることはなかっただろう。一方で、優れた支援体制や周囲のサポートがなかったら、悲惨な状況に陥る要因が4倍にもなったはずだ。

こうした傾向は、果てしなく求められる睡眠や免疫や夢に関する情報とともに、新聞の見出しにも取り上げられるほどだった。そしてたちまち、詮索好きなジャーナリストが相次いでやって来た。2020年当初から、私はテレビのインタビューや、ワシントンポスト(新聞社)、マーサ・ステュアート、CNET(アメリカのComputer Network)、パレード(雑誌)、MSN(マイクロソフト社のサービスメディア)などの主要報道機関による数多くの記事の取材を受けてきた。パンデミックが重大化するにつれ、毎週のようにインタビューを受け、知り合いは誰もが私の名前をニュースで見ていた。こんなに幅広く世界的に、睡眠のもたらす健康に目が向けられたことがかつてあっただろうか! 誰もが知りたがっていた。どうして悪夢をみるのか? どうして最近の夢は鮮やかなのか? どうして不眠がこんなにひどいのか? 睡眠をとるとコロナ対策になるのか?

いずれにしても、睡眠にいったい何が起きていたのだろうか。私はそれを何度も考えた。そして、こう思い至った。パンデミックが始まって最初の9か月間の睡眠と人との関係は、人が妊娠した場合と同じように、三つの期間、つまり3か月ごとに分けて考えるべきなのだ、と。各期間では、ほぼすべての人が同じように、考え、ストレスを受け、感情を抱き、睡眠に関する影響を受けた。これから述べることのどれかが、あなたにも当てはまるかどうか確認してみてほしい。

第一期——2020年3月－5月

2020年の幕開けは素晴らしかった。そうではなかったか？　私たちは、新年を迎えて新たな希望を持ち、輝かしい年になると意気揚々としていた。しかしそれが続いたのも、数週間だった。米国で豪華客船の乗客の一人のコロナ陽性が判明したという恐ろしいニュースが報じられるまでだ。そのニュースには誰もが恐怖を感じたが、その病気がこんなに厄介で、自分たちの生活を一変させるものになるという認識は私たちにはまだなかった。

多くの人にとって、パンデミックは予期せぬ事態であった（ウィルス学者や疫学者にしてみればそうではなかっただろうけれど）。薬局で手に入る妊娠検査薬で、「なんと、妊娠しています！」といった結果が出るかのように、3月には、WHOが「緊急事態、パンデミック状態です！」と宣言した。妊娠第一期は、生活が大きく変わる。まだ、赤ん坊にお腹の中から蹴られるなんて喜びもない。母親はたいてい、吐き気もあり、気分が悪いまま長い時間を過ごす。ある意味、私たちも、緊急事態宣言が出たばかりの何か月かはその状態だった。人々は失業を目の当たりにし、ロックダウンによって不自由な思いをし、収入源を失い、孤独になり、トイレットペーパーをパニック買いし、その年の夏休みの予定はキャンセルした。しかも家で子供がオンライン授業を受け、皆が調子を狂わせた。誰もが恐怖に怯え、惨めな気持ちになり、体重も増えた。

生活の中で思いもよらぬこと(特に、悪いこと)が起きると、それはストレスの元となり得る。ではストレスは何をもたらすか。睡眠障害だ。コロナ禍の直接的な被害として、睡眠状態を示す矢印の方向が左向きに変わる(下図参照)のを皆が体験するようになった。いつも8時間ぐっすり眠れる人は、ぐっすりとまではいかなかったが、ただよく眠れた。よく眠れる人は普通に眠るようになった。コロナ禍以前にあまりよく眠れていなかった人は、もはやほとんど眠れない、あるいは望ましい眠りができないという実に悪い状態に陥った(ある一定数の人たちは、今でもその影響を引きずっている)。睡眠状態の矢印が左向きに変わるということは、誰でもそれまでよりは多少なりとも睡眠状態が悪くなったということだ。

第二期――2020年6月－8月

2020年の夏までには多くの人がコロナ禍での生活に慣れ始めたように思う。ワクチンの治験が開始され、家での睡眠時間が増え、ゆっくり眠れるようになり、もっと夢を見るようになった。ジェット機で時間帯をまたいで世界中を飛び回っていた経営者たちも自宅に留まり、カレンダーには出張予定がなく、スーツケースは物置に押し込まれた。仕事場でいつもあ

睡眠状態の矢印が左向きに変わる

コロナ禍によるストレスによってすべての人の睡眠は、わずかながら悪影響を受けた。

← 平均的 ← 望ましい ← 最高
最悪の睡眠状態 ← 悪い状態 ← 望ましくない

くせく働いていた人の多くは、高速道路を経由して通勤するのではなく、パジャマのままモコモコのスリッパを履いて、ベッドからデスクに移動してスケジュールをこなすようになった。

疲れ果てた親が午前7時半のスクールバスに間に合うように毎朝子供たちをドタバタせかす必要がなくなって、何か月も経った。毎日が家庭学習になった。パンを焼き、小さな集団の中で生活する。子供の起床時間も遅くなり、家庭内の雰囲気がよくなり始めた。これは、妊娠第二期（安定期）に、状態が上向くのによく似ている。人々は妊娠を祝ってくれるし、吐き気もおさまりゆっくりと眠れるようになる。

コロナ禍の一年目の夏は特に顕著だ。なぜならば、長い間続いていた睡眠不足を取り戻し、生き生きとした夢をまた見るようになった人が多かったからだ。それ以降、私たちはその贅沢な睡眠時間に慣れた。ビフォーコロナの生活ではあまりに長い間、楽に癒しをもたらしてくれるような睡眠を避け続けていたが、そのよさを再発見したのだ。患者、家族、友達、そして、自分自身も同様だった。もし、コロナ禍に射《さ》す一条の光があるならば、これがそうだ。

最前線にいる医療従事者、サービス業関係者、または極度のストレスに晒された（たとえば、請求の支払いができない、病に苦しむ、知人をなくした）人たちが、この贅沢な睡眠時間を経験しなかったというのは理解できる。彼らの睡眠状態も変化したのだが残念なことに、それは悪い方向にだった。

第三期――2020年9月－11月

妊娠第三期には、不安な気持ちが高まる。いつ陣痛が始まるかわからないという緊張感と不安にさいなまれる。子供の誕生を待ちながら、早々と保育園の順番待ちに申し込む。逆流性食道炎も前よりひどくなる。それでは足りないとばかりに、妊娠後期になると身体が浮腫み、不快のあまり、夜間に何回もトイレに行かねばならないのはもちろんのこと、もはやぐっすり眠ることもできなくなる。

コロナ禍のこの時期までには、多くの人がマスクを付けて仕事に戻り始めた。だが在宅での仕事を続けたいと思っていた人も少なくなかった。恐怖とストレスは異常に膨れ上がり、死亡者数も日に日に増加し、親しかった者、愛する者を失い（あるいは誰かが亡くなったという知らせを受け）、ワクチンによる効果の結果も知らされず、その間にもアメリカでは大統領選にまつわる大騒ぎが繰り広げられた。

私たちは、「就寝時間の先延ばし（リベンジ夜更かし）」が増えるのも目の当たりにした。人々は次の日に辛くなるとわかっていても、睡眠そっちのけで、何かをしたくなる。昼夜が曖昧になり、深夜になると気に入ったドラマシリーズのエピソードを続けて観られるように、枕ではなくてリモートコントローラーを手にし、翌朝に後悔する人が増えてきた。同時に、多くの人が間違った方法で睡眠薬を使うようになった。以前よりも、悪夢を見ることが多くなった。私たちはあまりにも長期間、ストレスに耐えてきており、不健全な方法でそれを切り抜けようとしていたのだ。事態がよくなる気配は一向に見えなかった。

私たちは、社会に出ることによって形成される重要な概日リズムを生み出す手段を失ってしまった。ビフォーコロナの生活では大きく依存していたのに。こうして私たちは、今や次に挙げるものも失ってしまった。

◇**社会性を育む手段**——かつてのように友人と会う事がなくなったため。

◇**太陽光を取り込む手段**——屋内で一日中じっと座ったまま、夜遅くまでお気に入りの番組やＳＮＳを気のすむまで見続けたりするため。

◇**食事を楽しむ手段**——親しい人とレストランや食堂で食事を共にするのではなく、デリバリーミールを注文して食べたり、ずっとスナックを食べ続けたりしているため。

こういった極めて重要な睡眠覚醒の手段が調和して作用すると、人は健全な睡眠が確保できる。もし見失ってしまうと、睡眠も乱れてしまう。世界中でレストラン、ショッピングセンター、オフィス、学校、そして、国境が封鎖され、世界規模のロックダウンに誰もが直面したときに、これらの一つひとつの小さな手段が（精神面での健全性はもちろんのこと）健全な睡眠リズムを持ち続けるためにどれだけ重要なのかを、長い間人々は理解していなかった。

当時、いかに私たちがストレスを感じていたかを私は次のように表現した。私たちはもううんざり（F

ＥＤＵＰ）していた（今もなお多くの人がそうだ）！

◇ F（Financial stress）――金銭的ストレス
◇ E（Emotional stress）――感情的ストレス
◇ D（Distance from others）――孤独感
◇ U（Unpredictability）――予期せぬ出来事
◇ P（Personal and Professional stressors）――個人的ストレスや仕事のストレス

こうして私たちの睡眠に影響が及ぶ。上記のＦＥＤＵＰ要素にうんざりしているのなら、それは当然のことだ。

時は過ぎ、もう12月になろうとしていた。もし、すべてがうまくいっているのであれば、妊娠期間は9か月で終わり、赤ん坊が新米ママとパパのもとにやって来る。可愛いけれどもさかんにむずかって、一晩中握りこぶしを作って泣き叫ぶことだろう。しかし9か月のコロナ禍を経ても、私たちに幸運は訪れなかった。それどころか、私たちのもとにはまったく別のものがやって来た。

おめでとうございます！　新しい睡眠障害の誕生です！

睡眠に関する用語集に新しい言葉が増えることはあまりない。終焉の見えない、地球を駆け巡るパンデミックに向き合うことも稀だ。だが、２０２０年に飛来したコウノトリが運んできたものこそ、まさしくそれだった。そして、私たちは現在に至る。

「コロナ不眠」についてこれまでに耳にしたことはおそらくあるだろう(ひょっとして体験したかもしれない)。この問題は、コロナと不眠症がみごとに組み合わさったもので、私の外来でも、２０２０年中頃から増えてきて、今やどんどん広まり、家族や友人までもが、コロナ不眠にどのように対処したらいいのか、助言やコツや知恵を求めてくるようになった。

ここで、興味深いことに、コロナ不眠は、パンデミック(pandemic)との協調関係(tandem)のもとで起きた突発的な流行(epidemic)、すなわち「タンデミック(tandemic)」なのだ。ＣＤＣによると、２０２０年以前からすでに睡眠不足は公衆衛生上の問題になっていた。しかし前述のように、パンデミックで睡眠状態の矢印が左向きに変わったことで、さらに多くの人が睡眠問題を抱えるようになり、事態がますます悪化したのだ。

では、コロナ不眠は、普通の人にとってはどのようなものだろうか？　実際に

コロナ不眠

コロナ禍のせいでもたらされるストレス、不安、そして、望ましくない睡眠習慣に起因する不眠症。

あった3症例と、それを克服した見事なテクニックもあわせて紹介しよう。注意してほしいのは、初めの二人はコロナに感染していないことだ。最後の感染した人の症例では、コロナ感染後の後遺症が長く続く患者によく見られる、身体を消耗しかねない不眠症に対して、私たちがどのような治療を行ったのかがわかると思う。

症例1——ジャスティン［30代、プロスポーツチームのビデオ編集担当］

ジャスティンは、プロスポーツチームのビデオ編集担当として、輝かしくも非常に過酷な仕事に就いている。しかし、コロナ禍が始まった頃、彼は自分の仕事が思いのほか安定していないことに気づいた。当時、彼は違うチームで働いており、コロナ禍によるロックダウンが始まるまではその境遇に問題はなかった。だが何の前触れもなく、他の雇用者と同様に職を失ってしまった。

気づけば、仕事がなくなってからはずっと家にいるだけだった。それだけでも彼にとってはかなりストレスの溜まることなのに、コロナ禍だ。日課、付き合い、仕事に対する責任感、夜11時から朝6時までの健全な睡眠習慣、毎日のトレーニング、他にもいろいろなことがすべて失われた。仕事を見つけようと必死だったが、それも叶わない。一日中ダラダラと食事をし、睡眠もあまりとらず、落ち込み、不安感を強めるまでにそう長くはかからなかった。かかりつけ医は彼に睡眠薬を処方したが、彼は私の外来にやってきて、睡眠薬はもう飲みたくないと訴えた。それに、睡眠薬はもはや何の役にも立っていなかった。

その後、数か月経ち、ジャスティンはようやく新しいチームでの仕事を見つけた。自己肯定感、仕事、目的意識をしっかり取り戻すための素晴らしい進歩だ。しかしあろうことか、その時点でジャスティンには望ましくない睡眠習慣がこびりついていた。せっかく素晴らしい仕事を見つけられたのに、よい睡眠がとれないのである。彼は週に4日間はよく眠れるが、残りの3日間は、寝転んでいても目が覚め不眠のことをずっと考えてしまうのだった。実際にはベッドにいる半分の時間しか寝ていなかった。気分がすぐれないのは当たり前だ！

不眠症（特にコロナ不眠）は、精神的な要因がかなりの頻度で関わっているので、私は、ジャスティンに睡眠薬を処方し、まず行動変化を起こさせた。その睡眠薬は短期使用ですぐに中止する予定だった。そして、光に当たるよう心がけ、就寝時間近くには明るい画面を見つめないように努めてほしいと求めた。しかし、ジャスティンの一連の仕事内容を考えると、本人も認めているように、従うのはやや難しいかもしれない提案だった。試合は午後10時までは終わらないし、試合後に彼はメディア活動をこなし、コーチらの参考にするために試合のリプレイのビデオ編集をするなど、遅くまで眠れないこともたびたびだ。

また、私はジャスティンに、日中の緊張を解きほぐして、身体のためになる方法を見つけ、私が考案した4ステップメソッドを組み込み、日課としてゆったりと睡眠をとるようにとも伝えた。（第10章に詳細を載せているので、あなたが活用する際に参考にしてほしい）。ジャスティンは睡眠を改善するための指導は何でも喜んで受け入れ、すべて試してみようと同意してくれた。

ジャスティンはまだ私の患者としては新しい。しかし、彼はもうじき睡眠を自分で管理できるようになり、再び素晴らしい気分になるはずだ。たった数日、４ステップメソッドを試しただけでもすでにかなり気分がよくなったと言っている。この兆候は、私の（他のものでも）睡眠プログラムを受け入れるためにとても重要だ。数日間、質のよい睡眠がとれたのであれば、それが動機となり、必要な生活スタイルの変化を実現できるだけでなく、毎日、夜には穏やかで質のよい睡眠がとれるという確信が得られる。

症例２――ブルック［46歳、科学者］

ブルックは大手製薬研究企業の科学者で、４年前に私のところに初めて来た時にはひどい不眠症だった。彼女の不眠症はかなり典型的だった。家族歴にも睡眠障害があったが、ブルック自身の不眠が始まったのは、乳がんの診断を受け、その治療を受けるというストレスを経験したときだった。私たちはブルックに認知行動療法を開始し、夕方以降には過度に神経を使う活動を減らすよう工夫してもらった。こうして、ブルックは精神安定剤をきっぱり止め、十分に休息のとれる睡眠をまた取り戻せるようになった。

それからコロナの緊急事態宣言が出されるまで、彼女が私を受診することはなかった。ブルックの不眠症は長い間抑えられていたが、以前とまったく同じように暴れ出して彼女の睡眠を蝕んだ。よく聞いてみると、彼女はＦＥＤＵＰだっただけではなく、誰もが睡眠のリズムを制御するために一日を通して頼っている、ちょっとした概日リズムを生み出す手段(社会性を育む手段、太陽光を浴びる手段、食事を楽しむ手段)も失っていた。彼女はもはや、自宅で完全リモートワークをしており、長時間コンピューターに向かって働き続けていた。多くの人と同様に、日々のスケジュールはなく、座りっぱなしの生活様式を受け入れ、モニターにあまりにも長い時間晒されていた。コロナ禍の不安定さと不安感が積み重なり、それに加えてもともと不眠症になりやすい傾向も持ち合わせていたため、コロナ不眠という災難に見舞われる要因は揃っていた。

不幸中の幸いで、彼女は早い段階で私のところにやってきた(不眠症は長くなるほど、治療が大変になる)。私は彼女に次のようなことを求めた。

- 元通りに、日課を取り込んだスケジュールで生活すること
- きちんと日光に当たること
- 食事を規則正しく取ること
- 毎日の外出を最優先にすること
- 夜寝る前の数時間は仕事をしないこと

◇毎日運動すること
◇処方する鎮静剤を短期間、服用すること

これらをこなすのは、実際、そんなに難しくない。ただし自己管理は必要だ。ところが睡眠不足で疲弊してやる気がない時には、こうして自己管理すること自体がかなり難しいかもしれない。しかし、ひとたびよい睡眠を体験すると、計画通りに進めるのが非常に楽になる。

処方薬は補助輪のようなもので、患者の自然な睡眠欲を掻き立て、障害になることを減らそうと取り組んでいる間に使用した。バランスを取り戻し、睡眠自転車に再び乗る方法を覚えるのにも、長くはかからなかった。ブルックのゴールは、処方薬をやめて自信をもって眠ることであるのは初めからわかっていた。

症例3――シーマ［50代、趣味はマラソン（長期のコロナ後遺症）］

2020年12月、ワクチンに緊急承認がおりる前のことだ。シーマはある朝目覚めてみるとひどく具合が悪かった。喉は痛いし、高熱が出て身体中に悪寒が走った。味もにおいもわからなくなり、咳が出始め、呼吸も苦しくなった。かかりつけ医のところに行きPCR検査を受けると「コロナ陽性」が判明した。

そうなる以前は、シーマは活動的で身体も丈夫な50代であり、暇さえあればランニングするのが大好きだった。だがコロナに罹ったせいで何か月もの間、走れなくなってしまった。それだけではない。その他にもコロナがシーマから奪い取ったものがある。睡眠だ。

病気の時には、誰でもよく眠ることができない。コロナ患者も同様だ。しかし、ウィルス感染症は、治癒する段階で少し状態がよくなってきたかなと感じ始める頃から不快な咳が長引いてしまう場合が少なくない。シーマはそういう状況に気づいた。寝汗をかいたり、呼吸しにくくなったり、咳が出て目が覚めるとなかなか眠りに戻れなくなることがあった。このパターンが、何か月もの間、彼女の睡眠を毎晩妨害し続けた。シーマはむなしい思いと苦痛にさいなまれ、ただベッドに横たわって暗い天井を見つめているのにも嫌気がさすようになった。だから午前3時に起き上がり、何かをするようになった。洗濯物を畳んだり、食器洗い機の皿を片付けたり、他の家事をやったりもした。だが結局は、動き出す前よりもさらにへとへとに疲れ果てて、ベッドに戻る羽目になっていた。

長くかかったが、彼女の咳は治った。しかし不眠症は残ったのだ。咳が止まった時でさえも、毎晩繰り返す不健全な睡眠のパターンは続いたからだ。この反復行動は第5章でも触れた不眠症の三つ目のP(維持因子Perpetuation)である(一つ目のPは遺伝的なものが含まれる準備因子Predisposition、二つ目のPは誘発因子Precipitatingである)。この習慣がいったんでき上がってしまったのであれば、崩さなくてはいけない。

コロナの後遺症が長引くと本当に大変である。コロナ感染症に関してはわからないことがいまだ多くあり、このウィルスがどんな場合に変異するのか予測を立てるのも困難だ。万人に効く一つの治療法を確立するのは難しい。人によって、感染症状も異なるし、ウィルスに対する反応も異なる。数多くの症例を通して、まだ学んでいる状態だ。かつてパンデミックから睡眠障害が表れたことがあるが、私たちはその状況に再び向き合っているのだ。今後も目を光らせていたい。またこれまでに、一般にウィルス感染症に罹った人たちはその後、眠れなくなったり、脳霧などの神経学的症状に見舞われたりしやすいのもわかっている。コロナも例外ではない。[01] 2021年に実施されたある調査では、コロナ陽性だった者は、睡眠障害になるリスクが3倍であることが判明した。[02] 睡眠覚醒のリズムは重要な脳の働きによって制御されており、研究結果からコロナ感染症は脳に障害を与えることが明らかになっている。また、数々の研究で、閉塞性睡眠時無呼吸症候群のある患者の場合は、感染リスクが高くなることもわかっている。2020年に行われたある調査では、閉塞性睡眠時無呼吸症候群の患者は、同じ年齢群で比べた時、そうでない人に比べて、コロナに感染するリスクが8倍に上った。[03]

シーマは運よく咳がよくなり始めたので、私はシーマに典型的な治療を行った。外来で大きな紙を切り取り、私がお勧めする「夢のベッド(Cot of Dreams)」プランを描いたことを覚えている[図8・1]。私にとっては、これは患者に寄り添って行う治療だ。私が油性マーカーでプランの概要を描くと、患者の意欲が高まる。この治療法は、患者自身が次のステップを可視化して目標に進むために役に立つはずだ、と確信している。
そこで、シーマに次のようにしてほしいと伝えた。

◇第10章にある4ステップメソッドに従う
◇日中は、この本で述べてきたようなさまざまな方法を行い、睡眠圧が溜まるようにする
◇ストレスを減らす
◇ベッドから時計が見えないようにする

時計がベッドからの視界に入らないようにするのは非常に大切である。眠れない時には時計を確かめたくなるものだ。しかし、時計を見ても、世界終末までのカウントダウンをしてしまい、余計に眠れないだけだ。時計を見て、「まだ4時25分か。今すぐ眠れば、アラームが鳴るまでまだ2時間5分ある」と言っているとそうなる。人はときにそうしたくなるし、私もそうすることがある。だが見たくなっても耐えなくてはならない。時計を見ても何もいいことは得られないのだ(睡眠専門医にとってはなお悪い。私は単に計算するだけでなく、睡眠サイクルを3つにわけて、自分はどれくらいレム睡眠がとれているか確認もしている!)。

よい睡眠は、きちんと自己管理できるかどうかに大いにかかっている。健全な睡眠サイクルに従うという意志を持ち、環境を正しく整え、実際には睡眠を妨げてしまうが、どうしてもやってしまう楽しい

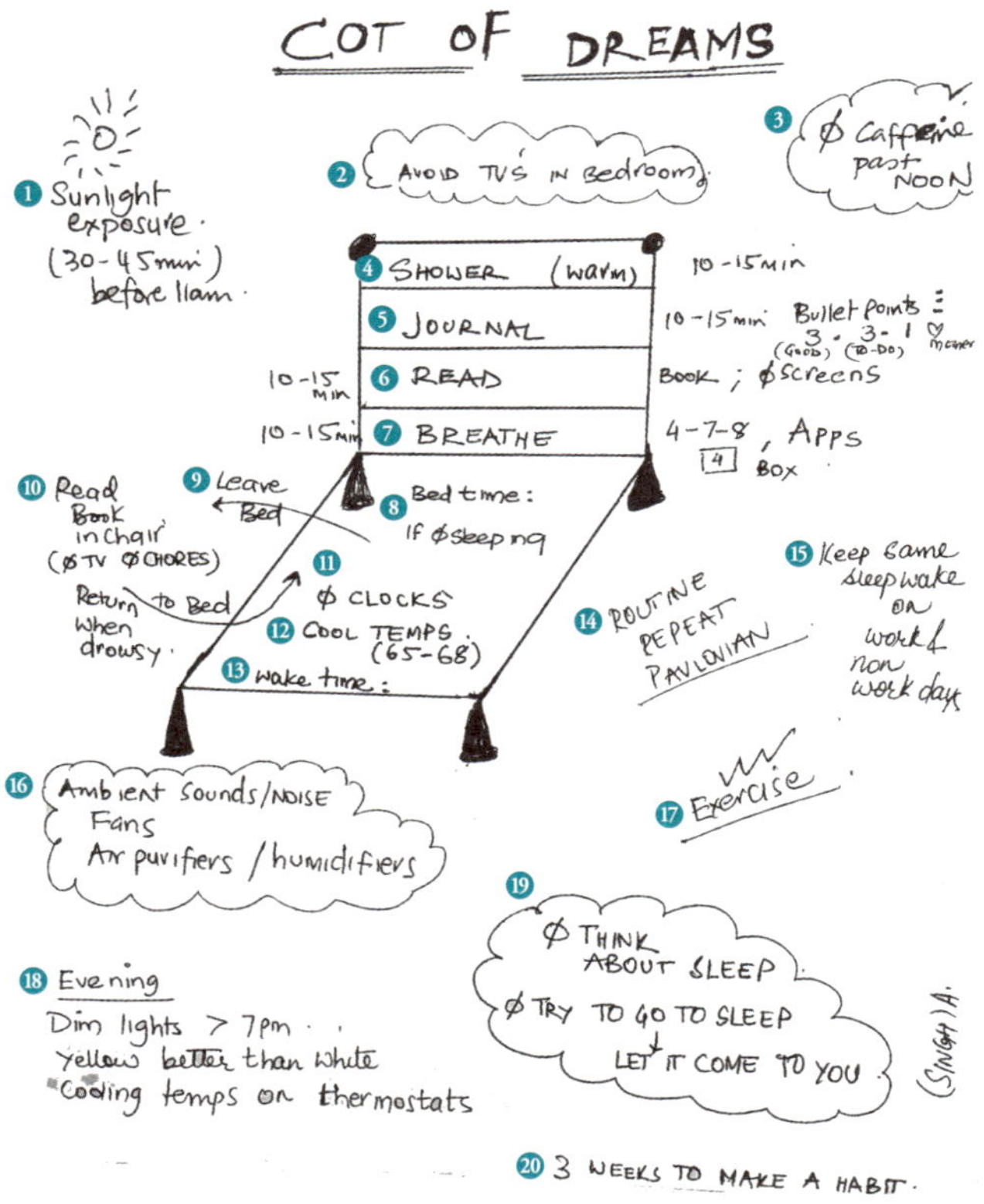

［図8.1］「夢のベッド」を描いたもの。患者にあわせて調整し、患者が睡眠状態を改善させるための新しいプランを考え、理解し、受け入れて実行できるようになる。
❶午前11時前の日光浴（30–45分）❷寝室でテレビを見ない ❸正午を過ぎたらカフェインは摂らない ❹温かいシャワー 10–15分 ❺日記 10–15分 よかった出来事、明日やる事、楽しかった時間について3:3:1の割合で書く ❻読書 10–15分 本を読む、スクリーンは見ない ❼呼吸 10–15分 4-7-8を4回1セット、4セット。アプリを使う ❽就寝後 もし眠れなかったら ❾ベッドから出る ❿椅子に座って本を読む（テレビを見ない、家事はしない）→眠くなったらベッドに戻る ⓫時計を見ない ⓬部屋の室温を18–19°Cくらいにする ⓭起床時間 ⓮反復行動（パブロフの犬現象）⓯必ず同じ時間に睡眠をとり、起床する（仕事の日でも休日でも）⓰周囲の音やノイズ 扇風機、空気清浄機、加湿器 ⓱運動 ⓲夕刻 7時以降は暗めの照明 昼光色より電球色がよい エアコンの温度を設定して涼しくする ⓳睡眠について考えない 眠らなくては、とは思わない（睡眠がこちらに寄ってくるのを待つ）⓴3週間続けると習慣になる。

活動を削れるかどうかだ。幸いにも、一晩でも質のよい睡眠を体験し、さらに二晩目も……となれば、自信を取り戻し、もっともっとやれるはずだと思い始める。睡眠状態が悪くてもどうにもならないわけではないとわかるのだ。シーマがコロナ感染症と診断されてから1年経過し、嬉しいことに私のもとには、シーマが治療計画を守り、かかりつけ医から処方されていた鎮静剤をやめることができ、今ではコロナ以前と同様によく眠れているという報告が来た。

シーマを成功に導いたもう一つの正しい判断は、不眠症が、いうなればガチガチの不眠症サボテンになる前に助けを求めたという点だ。不眠症サボテンは、あまりよく眠れない日々が当たり前のように続くと、大きく頑丈に成長する。不眠症は、根を張り、そして棘を出し、船の櫂のような形をした茎が地中からどんどん伸びてくる。そうなると、もうその時点でサボテンが生きるための水を遣る必要さえなくなる。しかも棘があるので触りたいとは断じて思わない。不眠症サボテンはひとたび芽を出して大きくなり始めると、自動的にぐんぐんと伸びていく。もはやひどい睡眠状態が生命力になり、それを抑えるのははるかに困難だ。

私は、患者が常に意識できるように、先に述べたような「夢のベッド」のスケッチを使っている。患者にはとにかく、よく眠れないことが特技になってもらいたくない。患者が不眠症に陥らない、つまりサボテンが大きくなり本格的に成長してしまわないようにできれば、私は救えたと思える。そして、それこそが私の仕事でもとりわけやりがいを感じる側面の一つだ。

睡眠と免疫との関連性

あまりこの関連性を考える人はいないが、睡眠は免疫機能を日々働かせる上でなくてはならないものである。[04] これは、人はごく日常的に生活環境下でさまざまな細菌やウィルスに遭遇することからも明らかだ。さて、コロナ禍の初年度を考えてみよう。当時、ワクチンはまだ開発されていなかった。私たちはどうやって、ウィルスから自分の身体を守らなければならなかったか？　実際に行った唯一の方法は、免疫機能の活性化だ。特にこの新鋭ウィルスが多数の宿主に指数関数的に感染し始めてからの数日、あるいは数週間は、防衛策は何もなかった。極めて強い免疫機能を持ってさえいれば勝てた。

睡眠不足になれば、一般的な風邪にかかる確率が4倍に高まるというのはすでに知られていた。[05] さらに、傷の治りも遅くなる。ワクチンも身体の免疫機能が反応し抗体が産生されてこそ効果があるので、ワクチン接種前後に質のよい睡眠を十分にとっていれば、その効果が高まるという研究結果がある。知っているだろうか。睡眠は解毒剤が発明される前から、いつの時代でも身体の中の隠された解毒剤であった。そしてその解毒剤はどのような疾患にも、特にウィルス感染症に効果を発揮する。毎晩、適正な睡眠をとれば免疫機能が修繕されるとは、なんて素晴らしいことではないか。

睡眠中に（もちろん質も量も整った睡眠の場合だが）身体の中を覗くことができるのであれば、前半の睡眠では、私たちの身体から炎症の前駆体となるサイトカインが放出される様子が見られるだろう。サイトカインはペプチド(アミノ酸が結合したもので、小さいタンパクとも言える)で、炎症や免疫反応や造血を制御する(造血とは、血液細胞を生産することだ。血液細胞の種類の一つには、T細胞という感染病原体と闘う白血球がある)。

またサイトカインは怒りっぽい、やや攻撃的な分子で、対象物を死滅させる。細菌やウィルスであれ何であれ、身体に属さないものを攻撃する。病気になったらサイトカインが増えるように免疫機能が働き、さらに大量のサイトカインが駆け巡って睡眠圧を増幅させ、身体が闘い続けた末にあなたは疲れ果ててしまう。サイトカインは、家に侵入してくる枝葉をきれいに取り去ってくれる小さな剪定鋏のようなものだと考えてもよい。

でも、その後に落ちた枝葉は誰が片付けるのだろうか? 後半の睡眠が非常に大切な理由がここにある。睡眠の後半は、サイトカインが闘った後の化学物質の残骸をすべてきれいに片付ける大切な時間だ。圧洗浄で、身体をすっかりきれいにし、新しい日に備える。それなのに十分な睡眠がとれなかったり、半ばを過ぎた頃に遮られたりすると、この素晴らしい除去作業は妨げられ、きれいにならない。身体の中のゴミがきちんと片付けられないまま、ゴミが散らばったような状態で新しい一日が始まる羽目になる。

みなさんには、睡眠を大事にする方法を身に付けてほしいと私は考えている。だからこそ、次の章ではそこに重点を置いている。あまりにも多くの人が、睡眠をおざなりにすると身体にどのような影響が及ぶのかを考えず、眠りを疎かにしても気に留めていない。もしくは、もうひどい睡眠状態の生活に慣れてしまっているから、睡眠専門医に診てもらわなくてもいいと黙認している（そうなってはいけない）。これは現在、つまりこの「アフターコロナ」にとりわけ重要だ。つまり、あなたでも、知り合いの誰かでも、長引くコロナ後遺症の症状に悩んでいるのであれば、睡眠障害かどうかを調べるための検査を受けるよう強くお勧めする。睡眠は、あなたを癒すパズルの、見当たらないピースかもしれない。

今度また夜更かししてSNSの動画を次から次へとスクロールしたり、ドラマの続きの回を見たり、変な時間に洗濯物を畳んだり、半分目が閉じた状態で本に手を伸ばしてもう一章読んでいたりしたら、思い出してほしい。免疫機能は、あなたが無視しようとしている睡眠を欲しているのだと（睡眠を拡散しよう！）。

第9章 眠りをまた好きになって！

心の友のような理想の睡眠はどこかにある。見つける心の準備はできただろうか？——睡眠の見張り番

眠るのが大好き、もしくは少なくとも眠ることを考えるのが好きという人がほとんどだろう。休暇中の気持ちのよい朝。現実かと見紛うような素晴らしい夢からの目覚め。目が覚めると、朝一番のコーヒーや紅茶を飲まなくてもすっかり元気で回復した気がする。

しかし、実際の睡眠は期待通りにいくとは限らないものだ。それどころか期待とはまったくかけ離れている場合がほとんどだ。もし期待通りに行くのであれば、睡眠研究者や科学者、そして、私のような睡眠専門医は必要ないことになる。私には患者がいなくなるし、おそらく私はきっとまったく異なる道を歩んでいただろう。どこかで教鞭をとっているかもしれないが、きっと作曲家だろう。私にとって、生活のすべてがリズムを見出すことなのだ。空き時間に音楽を作っている時でも、ポリソノグラム検査

で患者の脳の活動や呼吸を観察している時でも。

とても変化が速く、スクリーンに頼りがちな現代世界では、あまりにも多くの人が睡眠という、この自然でやさしい治癒の担い手と、もはや絶縁してしまっている。睡眠とは自然に湧き起こるものだと考えられているが、睡眠には時間が必要だ。だがその時間が現代の私たちにはない(もしくは、ないと思い込んでいる)。仕事の任務を果たすために残業をしたり、社会的な付き合いがあったり、新しいドラマの続きが楽しみで待ちきれずに観てしまったりすれば、睡眠をとる余地はない。こうして、睡眠をとりたいと思うよりも、後回しにしてしまうことの方が多くなる。もうこうなると、頼りにしている睡眠薬やサプリの瓶もナイトテーブルから落ちて、床に転がっているかもしれない。

私が、患者と一緒に睡眠状態を改善させようとする際に、まず患者にやってほしいと伝えることは、睡眠は一日の活動の中で最も重要なものだと考えることだ。そのためには、たいていの場合、何かを削って睡眠時間を確保するのに加え、行動を変える必要もある。患者たちには(そして本書の読者にも)、毎晩1時間ほどを、私の4ステップメソッドに充てるように勧めている。この4ステップメソッドは、次の章で詳しく説明する。一晩だけのことではない。睡眠をとるために、できれば一生涯続けてほしい。

このような行動の変化は、何かを愛していれば、簡単に受け入れることができる。好きこそ物の上手なれ。睡眠を愛してさえいれば、下記のことができる(愛とは「行動」を要する言葉だ)。

◇睡眠を最優先事項にする。
◇睡眠のために何かを犠牲にできる。
◇睡眠を楽しみにする。
◇睡眠を切望する。
◇睡眠のために時間を作る。
◇睡眠をとると心が安らぐ。
◇睡眠をとると最善の状態になれる。
◇睡眠をとると笑顔になる。
◇睡眠をとると自分が輝く。

私が診る患者の多くは、すでに睡眠への愛情を失っている。眠るのは好きではない。眠るのが楽しみではない。眠っても心地よいと思わない。眠ろうという気にならない。こうした人たちは睡眠状態がひどく悪いのかもしれない。不眠症と戦っているのかもしれない。もしくは配偶者のいびきが貨物列車のような音を立てているのかもしれない。彼らは睡眠に対する否定的な感覚を築きあげてしまっており、しかもその感覚はかなり根深いようだ。あまりにも睡眠状態が悪くて、いつも疲労困憊しており、その低迷した状態が「日常」となり、すっかり慣れてしまっている。そこで私が介入し、彼らがかつての状態に戻れるように力を貸している。彼らは何も好んでそんな低迷した状態のままでいたい、とは思っていないからだ。かつては得られていたはずの素晴らしい睡眠を、再び取り戻したいと思っている。

誰でも、睡眠との関係性を改善できる。どんな境遇でも、いかに困難でも、どれほど無理だと思えても（次に、よく見られる睡眠障害を5つ挙げるので、参照してほしい）。今がどんな状態であろうとも改善は可能だ。たとえ素晴らしい睡眠が確保できていると思っていても、辛い時にその睡眠を守れるように、一層の努力を払うことができるし、払うべきだ。誰でも、再び睡眠を愛せる（少なくとも心から好きになれる）可能性はある。

睡眠を妨害するものを取り除く

ふたたび睡眠が大好きになる方法を教えるのがとても大切である理由は、この本で説明してきたようにたくさんある。生き続けるというのは、すなわち毎晩睡眠をとることであるという、極めて基本的なことについては言うまでもない。一生涯、睡眠とは切っても切れない縁がある。だから、睡眠ともうまく付き合う方がいい。

健全とは言えない睡眠パターンを経験したことがある人には、その不安や否定的な経験を解消できるものとして捉え直してもらい、信頼できる解決策を提供することが役に立つ。睡眠障害に苦しむ人は、その問題点を特定し、治すために努力すれば、最終的にはずっと求めてきた癒しを得られる。秘訣は、睡眠に問題を抱える患者に一度でもいいので、一晩素敵な睡眠を体験させる。そして、また一晩体験させる。そして、また一晩……そうすると、その恩恵を実感し、睡眠の質を高めたいという動機が自ら湧いてくるようになり、成功へとつながる。

私はこれまで7000人以上の患者を治す機会に恵まれてきたが、その中で、繰り返し起きる睡眠の回避、(次の章で詳しく述べるような)睡眠に対する間違った通説、睡眠に対する言い訳を、患者から長年にわたって耳にしてきた。睡眠に対する間違った解釈のせいで、人が健全に眠る能力が妨げられることがあまりにも多い。睡眠に対する根強い信条を変えるのは難しいが、不可能ではない。私は何度もそういう状況を目の当たりにしてきた。ひとたび睡眠とのよい関係を育む方法がわかれば、睡眠状態はどんどん改善する。

ここで、多くの患者が長い時間をかけ、睡眠に対するさまざまな概念を再構築して最善の睡眠を確保し続けられるようになるために、私自身がどのように助言したのかを詳しく紹介する。ちょっと想像してみてほしい。患者が診察室に歩いて入ってきて、座り、話し始めるところを。「シン先生、実は――」

よく見られる5つの睡眠障害

❶行動誘発的(自発的)睡眠不足。これは、本人が睡眠時間や睡眠の機会を十分にとらないことによる。
❷不眠症
❸いびき、睡眠時無呼吸症候群
❹むずむず脚症候群
❺ナルコレプシーと概日リズム障害

＊この順番と項目は、あくまでも著者が臨床医として、自分の外来業務を通して感じていることである。

▼問題1──「睡眠中に不愉快な現象が起きる」

私の仕事は、彼らがそのような生活をしなくてもいいのだと自ら認識できるように導くことであり、必ず患者を救うことができる。これまでで一番、興味深かった症例は66歳のウォルターだ。彼は睡眠中にげっぷ(夜間おくび)が出るという、奇妙で非常に不愉快な状態に苦しんでいた。実際に、このような症例はかなり興味深いが、まだ医学論文としては発表されていなかった。だから、私はこの症例を共著で論文[アビヒナブ・シン等、Nocto-Crypto-Eructo: A rare Case of Persistant Nocturnal Erutation Treated with PAP Therapy for Obstructive Speel Apnea; A Case Report, *Annals of Sleep Medicine* 3 (May 5, 2021) https://doi.org/10.36959/532/323]にした。

ウォルターの妻によると、毎晩、彼はすやすやと寝入ったように見えるのだが、突然大きく息を吸ったかと思うと、その後は、げっぷが一晩中続いているという。本当にうるさくて、妻は別の部屋で寝なくてはならなかった。その妻によると、日中はげっぷは出ない、つまり夜間にしか起きないのは間違いないという。ウォルターは私の外来にやってくるまでに、あらゆることを試してみた。枕を高くする。座位で寝る。抗生物質やメトクロプラミド(一般的に、胃腸の働きを促進するために使用する)やプロトンポンプ阻害剤(一般的に、逆流性食道炎や胃酸の逆流による症状に対して使用する)を服用したり、胆嚢のエコー検査を受けたり、胃カメラ検査をしたり、いろいろやってみた。しかしどれも功を奏することはなく、誰もこの惨めな状態を解決できなかった。

いびきと日中の眠気を訴えていたので、まずウォルターにポリソノグラム検査をしたところ、中等度の睡眠時無呼吸症候群と診断できた。ＣＰＡＰ治療をその夜から開始したところ、４週間以内に彼と妻は夜間のげっぷがまったくなくなったと教えてくれた。彼の症状は現在に至るまで落ち着いている。もちろん、彼はＣＰＡＰ治療をずっと続けていて、毎年一回は笑顔で、私の外来を訪れる。

想像してみてほしい。もし、ウォルターが睡眠検査を受けていなかったら、それからの人生がどのようなものになっていたかを。しかし、今はウォルター自身も睡眠を楽しみにしているし、妻の睡眠を妨害する心配もない。睡眠時無呼吸症候群が睡眠だけでなく、人生に打撃をもたらす睡眠障害であると認識していない人があまりに多い。この症例研究から、睡眠時無呼吸症候群が、時には想像もしない形で症状を呈することも明らかになった。したがって、睡眠時無呼吸症候群には特に気を付けなければならない。

他にも、私が担当していた患者で、重症の睡眠時無呼吸症候群があったが、ＣＰＡＰ治療に耐えられないため未治療のままで過ごし、睡眠中に暴力的な夢を見るようになったルークもいる。それはルーク本人だけの問題ではなかった。危険だったのだ。ルークは40歳の大工だったが、朝起きると、壁に穴が空いていたり、顔に痣や引っかき傷ができていたりした。睡眠中に気づかずに妻を殴ることもあった。睡眠不足が祟って仕事も失い、妻とは別室で眠るようになった。もうこうなると離婚の危機だった。私の外来に来た時、ルークはひどく疲れ果てていて、診察室内の椅子に座るや否やいびきをかいて居眠りを始め、目も開けていられなかった。

ルークが自分の問題行動に目を向けるという恐怖に打ち勝って、私の外来に来たことは、本当によかった。私たちは、彼自身に合った睡眠時無呼吸症候群の治療法（高圧ＢｉＰＡＰ療法）を見つけ、彼の問題行動は大幅に減っていった。間もなく、彼は幸せな気持ちになり、働き始め、妻と同じ部屋で眠れるようになった。

これらの体験談を聞くと、特定の睡眠問題を抱えていても、決して恥ずかしくはないと思えるようになるはずだ。かかりつけ医は注意深く耳を傾け、力になってくれる。

▼問題2――「ＣＰＡＰもＢｉＰＡＰも使いたくない。格好悪いから」

若い男性患者に睡眠時無呼吸症候群の診断をつけた時、このような感想を何回耳にしたか数えられないくらいだ。夜、十分に睡眠がとれなくて、日中に惨めで眠くて疲れ切った思いをしているのに、夜間にＣＰＡＰ装置を付けているのをパートナーに見られるのはとんでもなく格好悪いと思い込んでいる。彼らが言わんとすることもわかる。しかしそれは的外れだ。よく考えてみてほしい。何が本当に格好悪いのだろうか？　睡眠障害を治療しないことだ。研究結果によれば、睡眠時無呼吸症候群を治療しないでいると、テストステロンの量が減り、性欲もなくなり、勃起不能になりセックスもなくなり、親密度も下がることは明らかだ。私が保証しよう。寝室で（熱い論戦を交わすのではなく）熱いシーンが持てるのであれば、あなたも、あなたのパートナーもＣＰＡＰ治療を喜んで受け入れるだろうことを。これは、男性でも女性でも同じだ。

▼問題3――「CPAP装置は大きいし付け心地もよくない。たぶん、私には必要ない」

あなたが睡眠時無呼吸症候群であるなら、絶対に治療は必要だ！　巷ではCPAP装置は大きくてうるさいという思い込みが浸透している。患者は「だめだ。どうしても耐えられない」という。しかしCPAP装置の素晴らしい点は、およそ40年の歴史があることだ。現在では、なんとCPAP装置の種類は150を超えており、その中から選ぶことができる。もうマスクなんて感覚ではない。ジーンズのようなものだ。つまりジーンズ屋に行って、ほしいものを選び出せばいい。もしくは、睡眠装置は自分仕立ての靴や財布のようなものだと考えてもいい（ノースウェスタン大学の呼吸器・睡眠医療専門医で、私の指導医だったリサ・ウォルフ医師がそれを可能にしたのだ）。毎年秋と春に新しい製品が登場する。かかりつけ医と一緒に、自分にぴたりと合うものを選ぶといい。試してみて、ちょうどいいと感じたならすぐに、夜には質の良い睡眠がとれ、日中ははるかに気分がよくなり、なぜもっと早くそうしなかったのだろうと思うはずだ。

睡眠時無呼吸症候群の治療のために現在利用できる技術は、一般に思い描くようなものとはかなり違っているということを、私は患者にしっかり伝えている。今の流行りの文化はすぐに思いつくだろうが、それは現在の科学の進歩の視点からすると、約10－15年遅れていると考えてほしい。もしかしたら、あなたにはCPAP装置は必要ないかもしれない。他にも睡眠時無呼吸症候群の治療法には、口腔内装置、姿勢保持器、（外科処置や投薬による）鼻腔内起動改善介入など、患者の状態によって、選択肢がある。どれが一番合うかは、担当医と相談してほしい。

▼問題4――「私には睡眠障害なんてない」

否認。明らかによい睡眠がとれていないであろう人々からとりわけ多く聞く。もう何百回聞いたかしれない。そういうわけで、私はついに「シン医師の3兆候テスト」を考案するに至った。科学的根拠は（現時点では）まだない。とはいえ、次に述べるテストはかなり正確であり、患者が私の前に座って、以下の3つすべてに当てはまるなら、その人には間違いなく睡眠障害があり、有効な治療法もあると私は判断する。

◇**兆候1**――患者本人は「私は大丈夫なんですけど、配偶者が行くように言うので来ただけです」と話す。

◇**兆候2**――その配偶者も患者と一緒に予約時間に来ている。

◇**兆候3**――配偶者が手続きをすませ、患者本人はどうしてここにいるのかがわかっていない。

この後どうなるか、一つの例を示そう。配偶者は、患者がいびきをかくと言うが、患者本人はそれを認めないか、「そんなにひどくない」と言う。それでもシン医師の3兆候テストで3つとも当てはまる場合、私は患者に睡眠検査を行い、睡眠時無呼吸症候群の診断を付ける。すると、その患者は配偶者のサポートや励ましを得られるので、治療が奏効すると期待できる(そして配偶者は現在でも夜の時間を楽しみ、配偶者自身の人生も数年長くなるというさらなるご褒美もつくかもしれない)。

▼問題5——「睡眠追跡アプリでは深い睡眠がとれていないと表示されている。助けて!認知症になってしまう!」

睡眠追跡はいろいろな意味で非常に役立つが、まだ完全に役立つ域には至っていない。深い睡眠を測定した結果が本当に正確かどうかを知る手段がないのだ。そして恐ろしいことに、この睡眠追跡アプリを熱心に利用したために「睡眠潔癖症」に陥ってしまった人を私は何人も目にしている。つまり、完璧な睡眠を得ようと極端に固執し、睡眠追跡データに気を揉むばかりに、結局眠れなくなってしまうというわけだ(ユタ大学の行動睡眠医学の専門家ケリー・バロン医師が、これに睡眠潔癖症と名付けた★01)。

私はこの問題が若い患者に多いことにも気付いた。若い患者はテクノロジーを利用して成長してきたからだ。だから若い患者には次のように尋ねることにしている。「どう? 寝た後にはスッキリする? 適切な睡眠をたっぷりとっていれば、脳では自然に深い睡眠に入る仕組みになっているよ」と。自然現象は、きちんと判断することができるようになっているものだ。「コップの中の水がちゃんと濡れてない」

などとおかしなことを言う人はいない。

睡眠追跡アプリのとりわけ優れた点は、自分自身の睡眠に関心を持つきっかけとなることだ。現在のところ、睡眠追跡機能は、睡眠についてすでに自覚していること(たとえば、睡眠時間が少ないなど)よりも多くの情報を教えてくれるわけではない。それに、この機能のおかげで実際に自分の行動が簡単に変わったり、突如として眠りの質が向上したりするわけではない。とはいえ睡眠追跡機能はそのような魅力的な可能性を有しているので、第11章で、睡眠とテクノロジーの交わり、そして将来的にどのような可能性が見込めるのかについてもう少しお話ししたい。

▼問題6――「ブルーライト遮断をしているので、もう大丈夫、だよね?」

ナイトモードやブルーライト遮断は、光に晒される量を少なくする意味では有効であり得るが、スクリーンについて言えば、スクリーンから発せられる光は、睡眠圧に影響を与える要因の一つでしかない。映し出される内容も要因となる。非常にワクワクさせられたり、怖かったり、興味深かったり、はたまた(わかるだろうが)暴力的であったりするものを見ているうちは、なおも脳は働き、睡眠圧を減らすことになる。私は患者に、ベッドに入る前にスクリーンを見るのが楽しみであるならば、なおさら気を付けなくてはならないと伝えている。

▼問題7――「真夜中に目が覚めて、眠りに戻れない」

暗くて手がかりのない状況下では再び眠りにつけない、と感じるのはよくわかる（悲しいことに、時々そうなってしまう）。しかし、眠ろうとすることに真剣に取り組めば取り組むほど、睡眠の車輪は砂の中に埋もれていくばかりだ。

次にそんな事態になったら、いつもの方法は取らずに、次のやり方を試してほしい。

◇目覚めても時計を見ない。携帯電話を少なくともベッドから1・5メートル離れた場所に置いておくといい。

◇4－5－6リズムの呼吸。4秒かけて息を吸い、5秒間息を止める、そして、6秒かけて息を吐く。これで一呼吸に15秒かかる。眠りにつくまで、これを繰り返す。こうした呼吸に集中するトレーニングを積めば、物事の進行をペースダウンさせ、身体や心を睡眠に向けてゆったりと整えられる。

◇呼吸パターンに集中し続ける。心をつなぎとめ、行き当たりばったりの（あるいは気を揉むような）思考に行き着いたりとらわれたりしないように、意図的にゆっくりと働かせることを目的としている。不眠に陥って、真夜中の2時に目が覚めても問題を克服できるという才能をここで発揮してほしい。

◇それでも眠りに戻れなければ、ベッドから起き上がり、椅子に座り本を読む。この時もやはり時計を見てはいけない。電子メールを見てもいけない。家事もやらない。部屋の明かりは点けない（小さな読書灯は点けても良い)。まだ夜が深いなら、だんだんと眠くなるだろう。その時点でベッドに戻り目を閉じ、睡眠がやってくるのを受け入れるのだ。

◇翌日は必ず、この本で概略を紹介した方法を実行して睡眠圧を増やす。

覚えておいてほしいのは、悩まされ続ける不眠症と向き合って克服するには時間を要するということだ。一晩では終わらない。ゆっくりと睡眠のプールに入っていくか、大きな水しぶきをあげて飛び込むか、どちらがよいだろうか。私はいつも患者に言っている。2、3日でも続けて適切な眠りができれば、自信が高まり、よくない感情は徐々に消えていく。そしてまた睡眠が楽しみになるだろう。自分の抱えている問題が克服できないと感じたら、つまり就寝時間が近づくにつれて「睡眠恐怖症」に陥ったり、壁が高すぎて無理かもしれないと感じるのであれば、医師の手を借りていい。

▼問題8——「私の睡眠問題を解決できる人はいない」

実際、睡眠問題には、他人には介入する隙がないものもある。しかし、私はいつでも患者のためになる解決策を見出すことを目指している。マークはそういう患者の一人だった。「はじめに」でも紹介したように、彼が私の外来を初めて訪れた時には、深刻な睡眠時無呼吸症候群の治療としてのCPAPにもBiPAPにも耐えられず、15年間も睡眠不足の状態が続いていた。何度も睡眠検査を受け、数回ほど手術をして、鼻中隔湾曲症を治し、鼻と口蓋の組織を取り除き、３人の睡眠専門医を受診したが、どの治療も役に立たなかった。だから彼がついに私のところにやって来た時には、必死に助けを求めていた。私は４番目の医師としての見立てを出す立場だった。彼は、おそらく私たちには治せないと思っていただろうし、私たちのプレッシャーも相当なものだった。

幸いにも私は、彼がこれまで試して効果がなかった治療法をすべて把握していたので、初めから優位に立っていた。失敗はすでに知っていたし、他の方法を試さなくてはならないことがわかった上で、問題に取り掛かった。問診をし、睡眠評価をしたところ、まったく他の患者と代わらない結果だった。やはりいびきをかき、入眠も困難、日中は眠気に襲われ、夜間には呼吸が止まる、点鼻薬を使用している、など。しかし私は、彼の話の中に非常に興味深い点を見つけた。

マークは水泳選手だった。

この業界で長い間働いている経験から、水泳選手は一般の人よりも呼吸がゆっくりであることを知っている。水泳選手は、水中で息を長く持たせることにすっかり慣れているために、呼気に時間をかける傾向がある。これが鍵かもしれないと私は思った。

これが奏効した。ＢｉＰＡＰを通常の閉塞性睡眠時無呼吸症候群には使わない特殊設定にして、マークにそれを装着させ、診察台に横たわらせた。手動の微調整でＰＡＰの間に休止時間を入れることで、マークの特殊な呼吸速度に合わせることができた。マークはそれを自宅に持ち帰り試したが、数週間後にまた外来にやってきた。3回ほど、外来で微調整を繰り返し、ようやく彼にぴたりと合った設定が見つかった。今ではマークは点鼻薬もやめ、BiPAP装置を使い、また眠るのが大好きになっている。

この症例から次のような教訓が得られる。まず、症例は一つとして同じではない。さらに、この症例でマークが水泳をしていたことがわかったように、時には患者の歴史的背景に飛び込んで解決策を探してみると、長い間見逃されていた事実が判明する場合もある。

どうやったら、（睡眠薬に頼らずに）自然な眠りが好きになれるのだろうか

眠るのが大好きになるというのはつまり、睡眠が、それも自然な睡眠がどのような感覚をもたらすかを再認識するということだ。ところが、睡眠薬や入眠薬で眠りに入る習慣が身に付いている人にとっては、それは難しい。しかし健康にとって望ましい食べ物を用意するのにも、健全な関係性を築くのにも時間を要するのと同様に、健康に繋がる睡眠もそれを習慣化させるには時間がかかるのである。

この考え方は、現在私たちが暮らしている、すぐに手に入るインスタントの社会とは、正反対であるように感じられる。皆がほしい物を手に入れたいと思い、しかもすぐにそれを手に入れたがる。同じことが睡眠障害や、すぐに効果のある治療を求める患者にも見られる。「先生、薬を一粒飲むだけで睡眠障害とはおさらばできますかね？」という具合に。それに医師は患者を治す使命に燃えている。医師がまず

目指すゴールはそれだ。残念ながら、現在の体制ではゆっくりと、忍耐強く、長期間を要する対策は報われない。すべてが消費者主義なのだ。

消費者報告によると、2018年には、80パーセントのアメリカ人が少なくとも週に一晩はなかなか寝付けないと報告しているそうだ。[★02] また、前の章でも述べたように、コロナ禍のせいで、私たちの睡眠問題はさらに悪化した。米国睡眠医療学会の2021年の調査では、回答者の56パーセントが、緊急事態宣言が出された当初からずっと睡眠が脅かされているという結果が出た。[★03] それに、消費者報告によると、アメリカ国民は2015年には、睡眠補助薬やサプリに410億ドル費やしており、2020年にはその額は520億ドルにのぼると予想されるという。

明らかに、人々は睡眠薬を使用してまでも不眠症を隠したがる。ここで問題になるのは、短期の使用でなく、患者は一生涯、睡眠薬に頼って生きたいと考えていることだ。薬によってもたらされる睡眠は、加工食品と同じである。満足できるだろうか？　できる。ずっとそれが続いても嬉しいだろうか？　いいや。残念ながら、現在、私たちは薬が流行るような社会にいる。しかし、耳の痛い事実を言うと、多くの不眠症患者は医師の指導のもとに行動療法を行えば、もっと心地よくて、長く続く効果が得られるだろう。

インドでは少し様子は違っている。私は2021年にインドにいる親戚を訪ねた時、その違いに気付いた。私は少し時差ぼけをしていたので(インディアナポリスからデリーまで飛行機で行くにはほぼ丸一日かかる)、薬局に行きメラトニンを購入しようとしたところ、薬剤師はまるで私が麻薬か密売品でも求めているかのような顔つきをした！　嫌悪感を剝きだしにして「それは睡眠薬だ。そんなもの置いてないよ」と言ったのだ。

インドの文化では、睡眠の問題はもっと重大なこととして取り上げられている。睡眠障害を軽んじず、それはむしろ不安神経症や気分障害の一端だと考えている。アメリカでは、薬局でもスーパーでも、手軽にメラトニンを手に入れることができる（しかも、客がそれを購入したところで、店員は気にも留めない）。インドでは、薬局を4軒回って、ようやく少しだけ手に入れた。しかし必要な量のメラトニンを手に入れた頃には、時差ぼけはほとんど治っていて、短期間、少量を服用しただけだった。

睡眠補助薬やサプリは効果があるから飲む。加工された砂糖も、食べ物が心底必要な場合には有益だ。しかし私は、とんでもなく甘い菓子パンみたいなものを朝ご飯や夕食に毎日食べることは勧めない。あなたが毎晩、睡眠補助サプリに頼るような状態であるならば、特に週に3日以上飲む日が3か月以上続いている状態（不眠症の診断基準）ならば、もうかかりつけ医か睡眠専門医に相談してもいい。少し前に述べた「不眠症サボテン」を覚えているだろうか。望ましくない睡眠状態が身に付いてしまうのは、あなたにとって喜ばしいことではない。サボテンが成長して睡眠を奪ってしまうのも望ましくない。それでいて、睡眠薬を服用して自然な形の睡眠をどんどん歪めてしまい、問題を大きくしているにすぎない。

ここで、睡眠治療薬やサプリについて一通り説明しよう。私がこれまで何千人もの患者を診ていてたびたび遭遇し、また患者たちの間でも好まれているものだ。もしかしたら、今あなたの薬箱に入っているものがあるかもしれない。

▼メラトニン

メラトニンはアメリカでは処方箋がなくても購入できるが、医師の処方箋なしでは手に入れることができない国もある。メラトニンは有効性があり、副作用の危険が比較的少ないので、私は患者にとって必要な場合に、少量を短期間処方する。年齢を重ねると、脳の中の松果体がメラトニンを産生する量は減り始める。だから高齢者はメラトニンによって効果的に睡眠を改善できる。しかし、長期使用の効果に関しては、まだあまり研究されていない。メラトニンは、言うなれば昼食そのものではなく、昼食を知らせるベルのようなものだと考えてよい。合図のベルが鳴れば空腹が満たされるだろうか？ 違う。ベルを強めに打った(メラトニンを取る量を増やした)というだけで、満たされた気になるわけではない。

▼処方の鎮静薬、催眠薬

睡眠を補助する処方薬は数多くある。たとえばエンビエン(Ambien、一般名ゾルピデム)は必要に応じて服用する処方鎮静薬だが、私の見解では、短期に、特に急にストレスがかかった時に服用するのが一番よい。エンビエンは１９９０年代に、不眠症に対する効果が高く、それまでのバリウム(Valium)やザナックス(Xanax)のような同じ効果のある他の薬剤のように習慣化することもないという理由で多く処方された。しかしそれでも指示通りに服用せずに、勝手に長期服用をし続けて、エンビエンがないと眠れなくなることもある(エンビエンは長期、あるいは高容量の服用は推奨されていないはずだ)。私たちは20年にもわたって、エンビエンや同様の薬剤に依存したがゆえに奇妙な行動をとる人に遭遇してきた。目覚めたらベッドカバーの上にポップコーンがあったり、アイスクリームが溶けていたり、気づけば家のおかしな場所で寝ていたり、目が覚めると冷蔵庫のドアが開いていたり、などだ。

ビビアンは、この本の「はじめに」の部分でも紹介した私の患者だが、不眠症のためにレストリル(Restoril、一般名テマゼパム)という、エンビエンとは異なる催眠鎮静薬を処方されていた。両者は違うものだが、どちらも鎮静作用がある。ビビアンは不眠症が悪化したときに、ふと睡眠の改善に役立つだろうと思って、レストリルを指示より多く服用した。だが結果として、薬剤性睡眠随伴症を引き起こした。デザイナーブランド、クリスチャン・ルブタンの一足7000ドルもする(しかもサイズの合わない)靴を睡眠中にオンラインで購入したことを覚えていないという、奇妙な行動が現れたのだ。幸いなことに私たちは、行動療法と鎮静剤の量の変更により、彼女の不眠症(それに銀行口座)を、再び制御できるようにした。

ザナックスやクロノピン(Klonopin)などの抗不安薬も、この部類に入る。厳密な処方や投薬指示が必要な薬剤は、依存性になることがある。そして、これらの薬剤を減らしても眠れるようにと、多くの患者が私の外来に助けを求めてやってきた。担当医が長期的にこの薬を処方したくはないと思ったか、患者が副作用の項目を読んで服用をやめたいと思ったか、どちらかである。あなたがストレスのない普通の日でも、エンビエンやザナックスなどの処方薬が必要なのであれば、担当医と話し合い、睡眠問題の解決に向けて、他の対策がないかどうかを考えてほしい。

▼ＯＴＣ薬（薬局で処方箋なしで購入できる薬剤）

タイレノールＰＭ（TylenolPM）やユナソン（Unisom）などの、抗ヒスタミン薬が、眠気を誘う薬剤としては一般的だが、これらも長期にわたって日常的に、夜間に使用するのはお勧めしない（特に高齢であるなら注意してほしい）。眠気、めまい、ふらつきなどの多くの副作用があるからだ。しかもあまりに長期間使用すると、耐性ができる可能性もある。

▼大麻／テトラヒドロカンナビノール（ＴＨＣ）／カンナビジオール（ＣＢＤ）

大麻と大麻由来の製品が米国のいくつかの州で法的に使用が許可されてから、それらが睡眠にもたらす効果について取り上げた論文が発表されてきている。新旧の研究結果から、これから再検討が必要だが、それらの薬物は長期的には高品質の睡眠時補助剤とは言えないようだ。現時点では、大麻由来ではなく安全性も効果も高い薬に目を向けるようお勧めする。

▼西洋カノコソウ根

何千年もの間、西洋カノコソウ根は、不安を軽減し、睡眠を改善する鎮静薬として使用されてきた。この歴史的事実にも拘わらず、西洋カノコソウ根の安全性についての研究はあまり行われず、データもさほど集まっていない。ほとんどの人には問題となるような副作用がないという研究結果もあれば、胃部不快感、頭痛、心拍異常、心配性《しょう》、不眠症のような、副作用に悩まされたり、他剤との併用でそれがひどくなる報告もある。稀とはいえ、長期の服用で肝障害を起こす例もある。だから、慢性不眠症や肝臓の問題を抱える人には、使用されるべきではない。

睡眠改善を求める旅においては、薬剤は本当に最後の手段にするのがよいだろう。初めに手を着けるべきではない。そうはいっても私は実用主義だ。短期間なら使ってもいい。私ももはや大学を卒業したばかりの研修医のように、指導書に従うだけの立場ではない。社会に出て学び、いっそう現実に即して患者の治療に当たるようになった。ちょっとの睡眠でも、まったく眠れないのに比べたらましだ。

しかし睡眠を改善するための薬の使用は、長期服用によって生じる副作用の危険性と薬の効果という両側面から考えるよう、どんな人にでも伝えたい。睡眠薬は、自転車の補助輪のようなものである。初めは自転車が転ぶのを防止して、自転車の乗り方を覚えるために役に立つ。しかしペダルをこがなければ、補助輪があっても前には進まないし、いずれは補助輪を外すべきだ。

睡眠を求める旅は決して生易しいものではない。しかし正直に言って、私は何人もの患者に睡眠薬をやめさせ、自然に眠る心地よい感覚を再び教えることに成功した。あなたが頻繁に睡眠薬を使用しているのであれば、そろそろ担当医に相談するのがよい。赤ん坊には、誰も眠り方を教えなかった。だから本当は睡眠薬を飲む必要はないはずだ。

睡眠にまつわる巷の通説の間違いを暴く

人が「睡眠薬を飲むことなんて、たいしたことではない」というような、睡眠にまつわる通説を受け入れる時、三つのことが起こっている。まず一つ目、彼らは明らかに正しい睡眠をとっていない。二つ目、睡眠を嫌いになってしまっている。三つ目、いろいろな方法で健康を脅かしている。

間違った思い込みのせいで、睡眠状態をよくできなければ、最善の睡眠は手に入らない。睡眠に関して皆が当たり前だと思っているが、実は間違っている通説をこれから挙げるので、その中に馴染みのものがあるかどうかを確かめてほしい。くれぐれも忘れないでほしいのは、変化を起こして睡眠を改善するのに手遅れなんてあり得ない、ということだ。

▼通説1――2、3杯のウィスキーだけで十分。それでぐっすりとよく眠れる。

真実――アルコールを飲むと確かにリラックスできる。しかし、睡眠の質はひどくなるのだ。アルコールで眠気を誘いまどろむのは、棘のあるベッドで寝ているようなものだ。眠りについたばかりの時間帯は、薔薇の花のように心地よく感じるが、2時間後、突然棘が花びらを通ってあなたを突きさす。それに加えていびきも増悪し、翌朝には二日酔いで気分が悪くなる。このような睡眠だけでも大変なのに、ひょっとするとそれに慣れて、健全な睡眠の後がどのような心地なのかも忘れてしまうかもしれない。

▼通説2――私はそんなに眠らなくてもいい。一日6時間で十分だ。

真実――誰でも少なくとも7時間、時には8時間ほどの睡眠が必要だ。それだけ眠るからこそ、回復という睡眠による重要な恩恵を得られる。睡眠の後半の深い睡眠が、記憶や免疫機能をはじめとする、さまざまな機能を特に支えている。本当のことを言えば、6時間睡眠で「十分元気だ」と思うのであれば、(健康状態を損ねるほどの)少ない睡眠量に慣れてしまっているだけだ。ゆくゆくは、それまでに自分が組んだ高利子の睡眠ローンを、健康問題という形で返済する羽目になる可能性が高く、挙句の果てには首が回らなくなる。

▼通説3――俺が眠るのは死ぬときなのさ(ボン・ジョビの歌のタイトル)

真実――早く逝きたいか、それとも長生きしたいか? 睡眠不足は、どんな病態でも、その致命率を上昇させる。そして、閉塞性睡眠時無呼吸症候群が未治療のままである場合、寿命が7－10年短縮する。

さらに、睡眠不足の状態が続くと、年齢が上がるにつれて生活の質も悪くなる。睡眠に関してわかっているすべてのことは、次の点に集約される。睡眠が足りておらず、人生が短くなり、活力も衰えていけば、おそらく黄泉の国に早く辿り着けるだろう。

▼通説4——週末に十分に眠ればきちんと補充される。

真実——残念ながら、睡眠はそううまくいかない。睡眠不足は睡眠不足。本書内ですでに、睡眠を、穴だらけのデコボコな道路で自動車を運転する状況にたとえたのを覚えているだろう。それこそ、睡眠をなおざりにしているときに週に5晩、行っていることだ。たとえ、週末に素晴らしい睡眠がとれたとしても、それまでの5日間で車に受けたダメージ（睡眠の場合は、身体が受けたダメージ）は残っている。そのようなダメージは、コンピューターのように「Undo（取り消し）」できないのだ。ちょっと計算してみればわかる。5日間にわたって夜の睡眠時間が2時間足りなければ、週末に一晩に2、3時間ずつ多く眠って埋め合わせようとしても、数学的に、さらには（何より重要なことだが）生物学的にも足りない。

▼通説5——あまりよく眠れないのは他でもなく遺伝のせいだ。これはどうにもならない。

真実——睡眠状態をよくする方法は誰にでもある。不眠症に苦しみ、しかも生まれながらに不眠の素因を遺伝的に持っている人にも、もちろんある。適切な行動療法に従い、その過程を確かにこなせば、誰でも必ず睡眠を改善する手立てがわかるようになるはずだと私は考えている。

▼通説6――昼寝はよくない。

真実――昼寝という言葉は赤ん坊や幼児がすることを指すものと私自身は考えているのだが、午後の早い時間にさっとできる「リチャージ」こそ、その日が終わるまで安心して過ごすための活力として、身体や脳が必要としている。15分－20分間静かに休めば、元気が増し、頭の働きが良くなり、忍耐強くなるだろう。

▼通説7――私はすごく寝つきがいい。枕を頭に当てただけで瞬時に眠りに入る。

真実――これは人に自慢できるような特技だと思うかもしれないが、眼を閉じた瞬間に眠りに落ちるということは、睡眠不足の兆候の一つだ。そんなに早く眠りに落ちてしまうのであれば、身体があなたにもっと睡眠をとらなくてはならないと何とか伝えようとしているということだ。次の章で紹介するコツがわかれば、健全な睡眠に戻れるはずだ！

▼通説8――私は太っていないから、睡眠時無呼吸症候群であるわけがない。

真実――睡眠時無呼吸症候群は、どんな体型の人にも起こり得る。老若男女も問わないし、痩せていても太っていても関係ない。いびき、呼吸の中断、不眠、過度の眠気、日中の疲労感などの症状を経験しているならば、検査を受けてみるといい。よくある「隠れ」睡眠時無呼吸症候群を見つける唯一の方法は、医師を受診し睡眠検査をすることだ(睡眠検査は自宅でも受けられる)。検査を受ければ、睡眠中に呼吸の中断や休止がどれくらいあるのかを確認できる。

さて、これから少し、睡眠時無呼吸症候群について話そう。睡眠時無呼吸症候群で興味深いのは、患者は多くの場合、他の症状を訴えて私の外来にやってくることだ。少しのいびき、日中の眠気、あるいは循環器の担当医が睡眠専門医を受診するように言ったとか、仕事上で睡眠時無呼吸症候群のスクリーニング検査を受ける必要がある場合などだ。その一方で本人は、まったく問題なく睡眠がとれていると思っている。診断が付くと(たいていの場合は本人も非常に驚くものだが)、治療計画が立てられる。その計画は睡眠を改善するばかりではなく、逆流性食道炎、口の渇き、朝の頭痛、日中の眠気、血圧問題など、同時に発生するその他の健康問題にも取り組めるだろう。重症例を挙げれば、心臓発作や脳卒中のような心臓血管系の危険も睡眠の治療によって軽減する。さらなる利点もある。治療を開始し、一度でも健全な睡眠を体験すると、気分もかなりよくなり、今まで見逃していたことに気づき、眠りをはるかに楽しめるようになり、それまで長い間不適切な睡眠をとっていたなんて信じられなくなるだろう。

睡眠時無呼吸症候群——努力を要する道のり

睡眠時無呼吸症候群の患者に変化を起こさせるには、患者が確信を持たねばならない場合もある。治療計画に一緒に取り組もうと患者を励ますために、私はちょっとしたたとえ話を使う。それを紹介しよう。診断が確定すると、患者本人は嬉しくは思わない。しかしこの症状を未治療のまま放置すると、どれほど危険なのかも認識していない。私は次のように説明する。

「いびきや睡眠時無呼吸症候群は道路上の穴やくぼみのようなものです。よく見かけるって？　そう、あるでしょう。でも毎日、自動車で穴の上を走って車体が地面に叩きつけられてもいいと思いますか？　違いますよね。繰り返しその穴の上を走っていたら、自動車はダメージを受けるでしょう。1回や2回なら普通は問題ないでしょう。でも自動車を運転するたびに、一晩に20から30回、穴の上を走り続けたら、自動車を傷つけることになります。同じことが人間の身体で起こるのですよ。

あなたはこれまでに、何百、何千もの穴の上を運転してきたので、次にあるような前菜を一つずつ注文し始めているようなものです。でもこんな晩餐には参加したくないですよね」

◇日中の眠気の増加

◇集中力低下

◇記憶の障害
◇不安
◇鬱
◇生活の質の低下
◇胸やけ
◇逆流性食道炎
◇口の渇き
◇人との関係不和
◇アウチ・カウチ
◇インスリン抵抗性
◇食欲のムラ
◇体重増加
◇糖尿病にかかるリスク上昇
◇性欲低下
◇不妊
◇性欲減退

いびきにさよなら

ナステントとディジュリドゥ？ 驚くなかれ、一番効果的ないびきの治療法

本書では、睡眠時無呼吸症候群について多く述べている。だが、いびきをかいているからといって、必ずしもCPAP治療をしなくてはならないということではない。CPAP以外にもいびき問題の解決策がある。必ず担当医と相談し、どの解決法があなたに一番合っているかを決めるといい。

◇Bongo Rx EPAP Device——ナステント（鼻の孔に挿入して、いびきをかくことなく楽《らく》に呼吸できる装置）。ボンゴ社製品。

◇eXciteOSA——日中に舌筋を鍛えて、いびきを防止する。エクサイトOSA製品。

◇口腔内装置（マウスピース）——歯科医で個人用に作る。下顎を少し手前に出すようにすることで、咽頭を広げ、いびきを防止する。

◇寝る姿勢——抱き枕を使用して、睡眠中に横になる姿勢を保つ。これは、仰向けに寝るといびきをかく人向け。

◇生活習慣の変化——体重減少、就寝前のアルコール摂取量の減少、禁煙はどれもいびきには効果的。

◇ディジュリドゥ——ディジュリドゥやサクソフォンのような管楽器を演奏することで、気道の筋肉状態が改善され、いびきの軽減に効果がある（しかし、あなたのパートナーがいびきよりディジュリドゥの方がいいと言うかは、保証できない）。

◇外科手術——手術は常に最後の手段だ。担当医と、他のあらゆる選択肢について話し合うこと。

◇勃起不能
◇免疫能低下(感染しやすくなる、ワクチン効果が減少)

これらは、前菜のメニューにすぎない。注意が必要だ。ただちにコースを変えて睡眠時無呼吸症候群の治療を受けるのでなければ、くぼみだらけのデコボコ路面を運転し続けることになる。未治療のまま、中程度の睡眠時無呼吸症候群を5－7年放置するとしよう。そうなるともう主菜を注文し始めていることになる。内容は肉々しくなり、値段も高くなる(悪い意味で)美味しそうな主菜は、こんな感じだ。

◇脳卒中のリスク上昇。それに伴って睡眠時無呼吸症候群が重症化
◇不整脈の悪化(心房細動、AVブロック、真夜中から午前六時にかけて心臓発作が起こりやすくなる。収縮期うっ血性心不全のリスクが2、3倍になる★04)
◇肺性高血圧
◇外科手術後の予測外の合併症(第7章参照)
◇突然死(心停止)

約束しよう。睡眠時無呼吸症候群を無視するのは賢明な方法ではない。これらのメニューの中からぜ

ひ注文したいとは思わないだろうし、あるいは注文してみようという気さえ起こらないだろう（さらに、何をするにしても、デザートメニューを見せてもらわないように！）。睡眠時無呼吸症候群を治療しないでいると、自動車（身体）は徐々にダメージを受けて、修理代はかさむばかりだからだ。しかも、身体は自動車のように新しいものと取り換えるわけにはいかない。

私の話が患者（そしてあなた）の励みになり「もういびきを軽く考えない」気になってくれたなら、幸いだ。将来のあなた自身、そしてあなたのパートナーは、あなたがこの方法を選んだことに満足するだろう！

第10章

睡眠のリセット

睡眠は蝶のようである。捕まえたいと思ったら、
やってくるのを待っていなければならない
――睡眠の見張り番

たとえば、今日、これから、ハワイ行きの飛行機に乗ると想像してみてほしい。数時間後にはわくわくしながら飛行機から降り、到着するとレイで歓迎され、砂浜を裸足で歩くだろう。しかし、計画しなければ何も起こらない。まずはスーツケースに荷物を詰め、チェックインして、空港には飛行機の離陸時間の1、2時間前には到着し、荷物を預けて、保安検査を受けなくてはいけない。離陸の一分前に車で空港に乗り付けても飛行機に間に合わないのは、わかりきっているからだ。

私が患者によく伝えるのは、眠る準備も、飛行機に乗るために空港に向かうのと同じように一連の動作と考えることだ。それは、飛行機の座席に着いてもまだ続く。電子機器を機内モードに設定し、シートベルトを締め、座席のテーブルを元の位置に戻す。すべての乗客が、毎回、規則に従う。それで、飛

行機は無事に離陸できる。睡眠前も、決まった行動を繰り返し、準備を整えたいと思うようになるだろう。その後、飛行機が動き始めたら身を任せ、目を閉じるだけでいいように。

睡眠圧を高める

理想的な質と量の眠りを得るためには、一日を通しての概日リズムの睡眠覚醒のサイクルがきちんと作用するよう、賢明な判断をしなくてはならない。部屋の電気を消す5分前に行えるほど単純なことではない。

睡眠研究で利用される睡眠覚醒のモデルは、二つの内因的な過程に制御されている24時間のサイクルである。つまり、概日《サーカディアン》リズム（C〈Circadian〉プロセスと呼ばれる）と恒常性《ホメオスタティック》の睡眠圧（S〈homeoStatic〉プロセスと呼ばれる）との延々と続く相互作用だ。★01 ここであなたも、自分の恒常的な睡眠圧（Sプロセス）を増やすという観点で、自分の一日（午前中、午後、夜）について考えてみてほしい。すると就寝時間が近づくにつれて、夜には自然に眠くなる。起きている時間が長ければ長いほど、睡眠圧はますます増える。そして睡眠をとれば、その圧は減る。睡眠に問題を抱えがちであれば、日中のうちに確実に睡眠圧を増やしておきたいと思うだろう。まだ次のチェックリストに挙げている手順に従っていないのであれば、今からでも試してみよう。

▼午前中

◇毎朝、同じ時刻に起床する。

◇健康的な朝食(breakfast)をとる(最後の食事から少なくとも12時間経過した状態で、飢餓状態〈fast〉を破る〈break〉こと)。

◇日光を浴びる(午前中に15分－45分。午後にならないように。早ければ早いほどいい)。

◇可能ならばサングラスはかけない。潤沢な朝陽を直接目で感じられるし、「起きる」時間だ！　と脳や身体に伝えて、概日リズムに同時性を持たせやすくなる。

▼午後

◇昼食をとる(カロリーが適正で、バランスよく、栄養豊富で健康的なもの)。

◇午後にはカフェインを控える。

◇運動する。

▼夜

◇夕食をとる(就寝の2、3時間前)。

◇就寝時間近くのアルコールは避ける(3時間前までがよい)。

◇就寝2時間前から照明を薄暗くする。
◇寝室にはスクリーンを置かない。
◇可能であれば、就寝1時間前からスクリーンは見ない。
◇携帯電話はベッドから手の届かない場所に置く。
◇ベッドのシーツは綿にして、涼しく、サラッとしたものを使う。
◇ベッドに行く前の最後にトイレに行く。
◇部屋は暗く、涼しく、静かになるように設定する（だいたい、17－20度くらい、あるいは自分にとって涼しいと感じられる温度に設定。だいたい、普段の室温より3度くらい低めに設定するのがよい）。
◇アイマスクをつける。

最終目標は、昼夜を問わず、あなた自身の概日リズムを支えて強化すること。そうすれば睡眠覚醒交響楽団は素晴らしいハーモニーを奏で続ける。

睡眠は交響楽団

睡眠覚醒サイクルは、メラトニンとコルチゾールという二つの重要なホルモンが関与する交響楽団である。メラトニンは睡眠楽団の指揮者で、コルチゾールは覚醒楽団の指揮者だと言える。両指揮者は、リレー選手が次の選手にバトンを渡すときのように出番を譲り合って、円滑に受け渡しができるように協力して務めなくてはならない。夜になって薄暗くなり体温が下がり始めると、それに応じてメラトニンが増え、睡眠が促される。同時に、コルチゾールは夜には姿を消していき、覚醒状態から睡眠状態に円滑に移行できる。朝になり、メラトニンが減少すると、コルチゾールが増加する。それによって眠気が去り、覚醒していく。コルチゾールは代謝を活性化させ、心拍数を上げ、血圧も上げ、日中のあらゆる活動が十分に行えるように調整する。だから、正常であれば、朝にコルチゾールが上昇するのだ。

この二つのホルモンがそれぞれ増加する時間帯に、互いが排他性を保っていることが重要だ。つまり、夜にはメラトニンが大切な役割を十分に果たせるように、コルチゾールなどのストレスホルモンをできるだけ減らすことが肝心である。ベッドに入る直前にニュースを見たり、不安を招くような仕事をこなしたりすると、多くの場合、明るい照明で、脳を活性化させるスクリーンやニュースの内容に触れてしまう。そうすると、この住み分けの体系が崩れてメラトニンの出番が遅れる。メラトニンが睡眠楽団の演奏をうまく始めさせなければ、その翌日、本人は慢性的な睡眠不足になり、疲労感が残り、大変な思いをするだろう。

さて、これで皆さんは、日中に睡眠圧を増やす方法を学んだのだから、次に健康で治癒的な正しい質と量（7－9時間）の睡眠をとるために私からお勧めするのは、4ステップメソッドの活用だ。これは寝る

45分から一時間前に始めるといいだろう(いくらか柔軟性もあるので、自分にとって一番効果があるやり方を見つければいい)。

私の考案した4ステップメソッドは、生活スタイルを変更することによって、長期にわたり望ましい習慣が形成されるように作成された。これは古典的条件付けという科学的事実に裏づけられている。つまり、何度も繰り返し行動することで、無意識にその行動を習得できる。何回も行えば、新しい行動の習慣がかなり早く身に付く(脳の回路を新たに形成して、習慣を身に付けるための繰り返しには3週間かかる)。このメソッドでの最終目標は、寝つきをよくして最適な睡眠を獲得するために、新たな就寝前の日課を作ることだ。

4ステップメソッドは、睡眠に問題のある人が初めに取り掛かる解決法であるが、それだけではなく、その後もずっとよい睡眠をとる習慣から脱線しないように支え続けてくれる。3週間だけ、この方法に従えばいいわけではない。それでは昔のやり方に戻ってしまう。あるダイエット法を実行して体重が減ったら、その後に以前のような食生活に戻っていいだろうか？　そうではない。

この4ステップメソッドの素晴らしい点は、睡眠に問題がある人も、そうでない人も、誰もが恩恵を受けられるところにある。自分は望ましい睡眠がとれていると思うのであれば、毎朝、歯磨きをしながら自問してみるといい。「昨夜はよく眠れたかな？」と。周囲にいる人にもどう思うか聞いてみるといい。「私、ぐっすり眠っていた？」、「寝返りを何回もしてた？」まずは、ここから始めてほしいのだ。誰かの意見を聞くならば、守りに入ってはいけない。ただ聞くだけで、自分のやり方を続ける人が極めて多いが、それではいけない。聞く耳を持ち、それに対して何かを始めよう。望ましくない睡眠を続けるのは、足かせを付けて歩き回っているようなものであって、しばらくするとそれが自分の「日常」のような気がしてくる。しかし足かせは外せるし、外さなくてはいけない。そうすれば睡眠状態が改善し、気分も向上し、生活もよくなるのだ。

たった4つの行動だけからなる4ステップメソッドは、それほど難しいものではなく、一見して簡単だが、得られる結果は、その過程をどれほど着実に実行するかにかかっている。

私がこのメソッドを創ったのは8年前であり、専門医として働き始めて間もなくの頃に、あまりにも多くの人々が眠れずに悩んでいるのを知ってからのことだ。睡眠に悩む人の多くは、重症度や症状はさまざまであったが、不眠症だった。睡眠不足で外来受診を希望する人の列は延々と続いていた。患者を助けるためのもっと優れた方法はないだろうか？

このメソッドの基本的なステップは、すでに睡眠科学界で知られているが、その一部は私自身が指導医から教わったものだ。それに加えて、私は患者の心に響くように簡単で覚えやすいステップを組み合わせて作りたいと考えた。ごく一般的で、多くの人がすでに親しんでいて、眠る準備として適した行動を4つ選び、より従いやすいステップになるようにした。不便だったり、費用がかかったりするものには断じてしたくなかった。睡眠グッズや薬でもない。誰でも無料で実行できて、すっきりとした方法をひたすら求めていた。もちろん、医療倫理の基本となるヒポクラテスの誓いの冒頭の言葉「Do No Harm（害を与えるな）」は満たしている。これは、すべての医師にとって非常に重要な基本姿勢である。

4ステップメソッドを治療に取り入れた患者の反応は、かなりゆっくりであったが、心強いものだった。この4つの行動がこんなに簡単だとは思っていなかった、と語る患者は多かった。そして患者たちはそう長く経たないうちに、外来に来なくなり始めた！ これは喜ばしいことだ。つまり、睡眠が改善され、自信を取り戻し、年に一度、外来受診に来る必要がなくなったというわけだ。だから、私は患者に伝えている。「いつでも、また必要になれば外来にきてください」と（患者たちはひとたび睡眠が改善されると、もう私も、私の介入も、処方箋もいらなくなるのだ）。実際、時には挫折して戻ってきたり、もう一度指導してほしいと言ってくる患者もいる。誰でも不意にストレスを強いられる出来事に遭遇し、それに対する手助けを特別に必要とする場合もある。第8章で紹介したブルックを覚えているだろうか。ブルックはコロナ禍になるまで、自分の不眠症を自分で制御できていたが、コロナ禍というストレスに対峙し、私の外来を再度訪れた。

4ステップメソッドは、睡眠という飛行に向けての準備だと考えてほしい。その準備は毎晩同じでなくてはならない。身体と心が夜になったことを認識して、次に何が起こるのかがわかるように。「よし、寝る準備だ」と思ったら、覚醒から睡眠への入れ替わりは大切な時間だ。病院でのシフト交代のようなものだ。看護師でも医師でも、病院を去る者は皆、患者の生命にかかわる情報を正確に次の担当者に申し送らなくてはならない。車に飛び乗って走り去り、それでおしまいなどではない。まずは重要な情報を次の担当者に申し送って患者を守らなくてはいけない。4ステップメソッドも、まさに大切なシフト交代、つまり身体が覚醒から睡眠へと移行するためのものだ。

この4ステップメソッドは、それぞれの要素が絶対条件ではないことを覚えておいてほしい。プランを変更して自分の必要性に合わせるのも、必要に応じて申し分のない睡眠リズムを作りだすのも自由だ。

シン医師の最適な睡眠のための4ステップメソッド

▼ステップ1——シャワー［15分］

なぜ夜にシャワーなのか？　シャワーを浴びるとその後、身体の内部を冷やす効果があり、睡眠の準備ができるからだ。哺乳類は、夜行性でも昼行性でもすべて、身体の芯の体温が下がるとともに脳が急激に冷やされると眠りにつく。睡眠前に温かいシャワーを浴びると、皮膚の毛細血管が拡張するため、身体から放熱されやすくなる。すると身体の芯の体温が急激に下がり、メラトニンの放出が促進される。その後、メラトニンは睡眠の段階に入るように身体に合図を出す。

私は患者たちに、睡眠の直前には寝室の照明を控えめにするようにとも勧めている。さらにボディソープやシャンプーなどの内容物も確認すること。驚くかもしれないが中にはカフェインが含まれているものもある。メラトニンが自然に身体を睡眠状態に導いてくれているのを妨げるようなことは一切望ましくない。

▼ステップ2――日記［15分］

日記を書くのは、要は心の中の「慌ただしさ」を確実に鎮めるためだ。目標は、考えごと、家事、やらなければならないことのリスト、心配事、不安、問題、懸念、脳内を飛び交って睡眠を妨げる恐れのある事柄を頭から追い出すことだ。きちんと書き留めてもいいし、落書き程度に書いてもいい。脳をバケツと考える。つまり、紙の上にその中身を全部出してしまい、バケツはそのまま置いておく。すると、うとうと心地よい気分になって目を閉じるというわけだ。睡眠前にすべて書いてしまうという方法が睡眠時の不安を取り除くのに有効である。

どこから始めたらいいかわからないって？　一般的に知られているまとめ方に挑戦してみればいい。日中に起こった大きな出来事か、達成したことを3つ、その日に嬉しかった瞬間を1つ、そして明日やりたい事を3つ書くという方法(3-1-3形式)だ。そうすれば眠りにつく前に心が前向きになるし、次の日にやり遂げなくてはいけない重要なことを3つ思い出すのにも役に立つ。

▼ステップ3——読書［15分］

読書をすると心が落ち着きやすくなる。穏やかな、あるいはリラックスできるような読み物を選ぶように。ここでいくつか助言したい。できるならばスクリーンで読むのではなく、紙面で読む。そのほうが必ず効果は高まる（スクリーンはメラトニンを妨げる明るい灯りを発する上に、眼を酷使させるからだ）。また、睡眠前に、怖くてゾクゾクしたり、楽しくてどんどん読みたくなったりする読み物は避ける。眠る前に刺激を受けると、余計に眠りにくくなるからだ。ただご心配なく。オーディオブックを聴いても効果がある。もっと睡眠のために投資して、イヤホン付き睡眠用アイマスクでもいい。

▼ステップ4——呼吸［15分以下］

ひとたび、この重要な最後のステップに到達すればもう、睡眠の飛行機を離陸させ、機体を上昇させているようなもので、雲を抜けて浮き上がればそこは夢の国だ。息をゆっくり吸ったり吐いたり、瞑想したりする気分だろう。この目的は、心を穏やかにして（ストレスからも不安からも解放されて）身体を落ち着ける（できるかぎり不快の原因から解放される）ために、身体の内面のバランスをとることだ。たとえば、4－8呼吸（吸気4秒、呼気8秒）をする、つまり一呼吸に12秒かけるか、一分にだいたい5回から7回の呼吸をするくらいのゆっくりしたペースでやってみよう。

呼吸を意識することは、身体の内部を冷やすのにすぐれた効果がある。この心を意識する呼吸法といえば、インドヨガの第一人者で哲学者でもあるサドグルの教示が思い浮かぶ。彼は、息を吸う時には「私は身体ではない」、吐く時には「私は心でもない」と唱え、自分の心配事から解放される方法について語っている。その呼吸法は、人が抱く感情や重荷になっている境遇から自らを解き放ち、４ステップメソッドの最後に、心を乱すことなく、見事に取り入れられる。

これら４つの行動をまとめて、睡眠前に身体も心も鎮める儀式のようにすると、きっとやりやすくなると思う。飛行機が飛び立つ前に滑走路を掃除して、ゴミもチリも何もない状態にするようなものだと考えてほしい。パイロットが「発進準備完了！」と言うのを誰でもぜひとも耳にしたいはずだ。もう後はリラックスできると安心できる。

時間がない？——よく眠るために、たったの15分でいいのだ

旅行中であれ、何をしてもうまくいかない日であれ、理由は何でもいい。忙し過ぎて、4ステップメソッドを、やる余裕がない日もあるだろう。それでも、少し落ち着いてくつろぎ、身体をリラックスさせたい時には、15分間、次の手順を踏んで、睡眠の質をあげる（ASCENDする）方法がある。

A［Away with screens］——スクリーンを見ない
S［Stretch］——ストレッチをする
C［Cool room］——部屋を涼しくする
E［Empty your thoughts into a journal］——考えていることを日記に書きだす
N［Noise］——睡眠によい効果のあるノイズを利用する
ホワイトノイズ、ピンクノイズ、ブラウンノイズ、もしくは、他の自然環境の音。ホワイトノイズ、ピンクノイズ、ブラウンノイズは聴覚の異なるスペクトラムにある。ホワイトノイズはすべての周波数域において、同じように増幅されたもので、扇風機やテレビの静止画の時に出る音のようなもの。ピンクノイズは中等から低い周波数のもので、風や雨など、自然の中に見られる。ブラウンノイズは低い周波数に当てはまり、雷や滝の音が含まれる。
D［Dark room］——部屋を暗くする

くれぐれも覚えておいてほしいのだが、決して急いではいけない。睡眠は、飛び込み用プールではない。端の浅いところからゆっくりと進んで、時間をかけて身体を慣らし、徐々に深みに到達しなくてはいけない。

シャワー、日記、読書、呼吸。それだけだ。4つの簡単なステップだ。

睡眠の敵　いろいろ（A to Zzz）

睡眠の見張り番は、私たちがいつも完璧にできるとは限らないのを知っているし、それでもいい。しかし4ステップメソッドをすれば、その行動や方法で、脳の体内時計をしっかり支えてくれる。これから、毎日の生活の中で、隙を狙って睡眠を妨害しようとする敵の例を挙げる。その中に、あなたの後ろでささやき、今にも飛び出して睡眠の邪魔をしようとするものがあるかどうかを確かめてみよう。すべてをあなたの生活習慣の中から消し去ることはできないだろう。しかしできるだけ多く、できるだけ頻繁に除去しようと試みてほしい。そうすれば、眠るまでの道のりはきれいに滑らかに保てる。注意すべきことがわかったのだから、具体的に見てみよう。

◇A――アルコール（Alcohol）を飲んで眠りにつく

◇B――お気に入りのTV番組やSNSを夜遅くまで続けて見る(Binge-watching)

◇C――携帯電話(Cell phone)をベッドに持ち込む

◇D――ソファで眠り込む(Drifting off)

◇E――眠る間際に運動する(Exercising)

◇F――眠れないからといって、午前2時に洗濯物を畳みはじめる(Folding clothes)

◇G――くつろがないですぐにベッドに行く(Go straight)

◇H――トイレに行かなくてはいけない(Having to go the bathroom)状況にする(寝る直前に水分を取る)

◇I――真夜中にアイスクリームを大きな容器ごとむさぼる(Indulging)

◇J――「寝る前に、タバコ一本くらい(Just one)問題ないよね……」

◇K――眠れない時に、時計の針をずっと気にする(Keep one eye)

◇L――就寝前の儀式を忘れる(Lacking)

◇M――就寝直前に食事をする(Meals)

◇N――20分以上の昼寝をする(Naps)

◇O――休憩を取らずに、一日中、コンピューターに向かって(On your laptop)作業をしている

◇P――寝る時間を後まわしにする(Procrastinating)

◇Q――環境音によって静けさ(Quietude)が妨害される

◇R――繰り返し（Ruminative）考える

◇S――スクリーン（Screens）、特に明るい（眩しい）画面を見る

◇T――室温（Temperature）が高すぎる、あるいは低すぎる

◇U――週末を寝だめに充てる（Using）

◇V――就眠時間、起床時間が不規則（Variable）

◇Q――寝床で仕事をする（Working）

◇X――ザナックス（Xanax）や類似の薬剤を頻繁に、もしくは多量に服用する

◇Y――自分と（Your）一緒に寝る相手が、いびきをかいたり睡眠中に動き回ったりする

◇Z――眠り（Zzzs）の質か量、あるいはどちらも不適切

▼よりよく眠るための七つのステップ

たった一週間で睡眠が改善するとしたら？　私がこの本を書いているのは、それも可能であり、今晩からでも始められるのだと伝えたいからだ。やるべきことは、よく眠れるようにするために7日間毎日、少しずつ変えることだ。特になんてこともないように思えるわずかな変化でも、塵も積もれば山となる。たとえば、数分間外に出て太陽の陽を浴びるだけでも、大幅な睡眠改善に繋がる。どこから始めていいかわからないのであれば、今から紹介する七つのステップを試し、自分自身の我慢強さや気分、エネル

ギー、そして睡眠が改善されたと思えるかどうかを確かめてみてほしい。

◆日曜日——さあ、4ステップメソッドにそって、新たな一週間の始まりだ！

秘訣は反復にある。十分に繰り返せば、就寝時間に対して、パブロフの古典的条件付けの形成が感じられるようになる。この方法を毎日必ず行えば、身体も心もそのルーティンを体得し、寝る準備のための決まり事として継続したがるようになる。

◆月曜日——いつもより15分早くベッドに行ってみよう！

15分なんてたいしたことはないと思うかもしれないが、7日間続ければ、最終的に一週間分の睡眠時間が1時間45分も長くなる。また、ここまで睡眠の「質」に重点を置いてきたが、「量」も同様に大事だ（特に、睡眠が足りていないすべての人たちにかなり多く見られる問題は、不十分な睡眠であり、通常は自らそれを招いているからだ）。

◆火曜日——日中に10－15分さっとリチャージをしてみよう！

正午から午後2時の間、概日リズムが下りに入ると、私たちはたいてい疲れを感じ始める。甘いドーナツや甘い飲み物に手を出して、手っ取り早くエネルギー補給をしたいという誘惑に突如としてかられる。巷ではパワーナップが流行りだが、現実的に誰でもパワーナップがとれるわけでもないし、それを望んでさえもいないかもしれない。ありがたいことに、そんな必要はない。心を鎮め、考え込まないようにするだけで、同様の結果を達成し、望み通りにエネルギーが補給できる。たった10分から15分だけでも、座って静かに目を閉じて、呼吸を意識し、あるいは瞑想もすれば、エネルギーレベルが上がり、その日も最後まで立ち向かうことができるのだ。

◇水曜日――心配事を予定する！

心配事がない人なんていない。だから常にその心配事に睡眠を妨害されているのではないだろうか？「予定された心配事」は、もう一つの習慣形成行動であり、これは睡眠に望ましい影響をもたらすだろう。まず自分の心配の種は何なのかを見極める。そして、20分ほど確保し、その間は自分を悩ませる特定の問題について、能動的に心配して考える（ここで肝心なのは、20分という時間制限を設けて、かたく守ることだ）。日記に書いたり、散歩したり、仕事場の片隅に座っていてもいい。自分にとっての心配事を真剣に考え、評価し、そして、考え得る解決策を検討する。何も対策が見つからなくても、それでもいい。少なくとも、自分がそれに取り組んでいるということがわかるのだから。こうして午前中にその問題に正面から取り組むと、夜になってその問題が頭のなかを際限なく巡り続けるという事態にはなりにくい（これは、4ステップメソッドの中で書きだす内容に代わるものではないので、ご注意を）。

◇木曜日――運動も賢く！

運動は確かに健康にいいはずだ。それでは、夜10時にエアロバイクをしてもいいだろうか？　残念ながら、不適切な時間帯に運動をすると、睡眠が妨げられる可能性がある。そこでこの日にすべきなのは、概日リズムが狂い、望ましい健康状態を目指す努力が誤った方向に完全に逸れてしまわないように、もっぱら運動すべき適正な時間帯を選ぶことだ。仕事から帰宅するのが遅くなったりすると、適切な時間に運動するのも難しくなり得るが、運動する時間を、一日の中でも早い時間帯にするとどうなるかを考えてみてほしい（第3章で、一日のどの時間帯が協調運動、反射速度、筋力などに適しているかについて説明した。戻って再確認してみてもいいだろう）。

◇金曜日——睡眠を妨げる行為を減らそう！

この章の少し前に述べたA to Zzzを確認しよう。少なくとも二つや三つは思い当たる節があるはずだ。この日はもっぱら、何よりも睡眠を妨害する行為を止めてみる。本当にやる気があるのなら、遠慮せずにもう一つ、睡眠を妨害する行為を止めてみよう（さらにもう一つ止めてもいい）。眠りを妨げる数々の行為に、素晴らしい睡眠を求める戦いの邪魔をされる筋合いなどないのだ。

◇土曜日——日光を浴びよう！

この件については、本書の初めからずっと述べている。それほど大切なのだ！　午前中に15分でもいいので、日光を浴びよう。冬になり、4月上旬までは太陽が冬眠状態なのであれば、同じ効果は光線療法でも得られる。一日の早い時間に日光か光線を浴びることが、体内時計にとって非常に重要な要因だ。

わかるだろうか？　たった7日間で睡眠習慣は変えられるし、睡眠に向けて効果的で心を休める七つの変化を起こせるのだ。体内時計と環境とを同調させる方法や、身体の自然な睡眠の合図と覚醒の合図とを繋げる方法がわかった。爽快になり、疲れがとれて回復し、エネルギーに満ちた気分になると思う。この変化を続けよう。目指すのは、健康、幸せ、そして素晴らしい人生が誰の手にも入り、それが認識できるようになることだ。

第11章——1350万分を活かそう！

睡眠は年齢とともに変化していくものである。上等なウィスキー、あるいはヨーグルトのように——睡眠の見張り番

睡眠改善に投資すると、その人の世界は少し豊かになる。もし、何千も、いや何百万もの人が同時に睡眠を改善すれば、その影響は変革を起こすほど計り知れないものになるだろう。だがそのためにどうすればいいのだろうか？

革命は進化に続いて起こる。物事はそれまでは変わらない……いや、その前でも変わるのだ。睡眠医療を歴史的に思い返してみると、この領域ではすでに、起こるべくして起こった進化で、芸術から科学へ、そして商業化へという遷り変わりが生じている。

千年もの間、睡眠は理論として扱われ、熟知している人はいなかった上、一般的に、睡眠に対する信条は主観的なものだった(芸術に対して抱くのと同じだ)。やがて睡眠についての研究が飛躍的に進んで注目

を集めるようになり、また科学に対する私たちの理解が深まり始め、ついに、睡眠を促す製品が、手っ取り早く儲けを得られる市場に押し寄せた（遡ること２０００年代前半に、私たちは激しい商業化の渦に巻き込まれていたのだ）。今はまた科学主流に戻りつつあるが、いずれはまた芸術が主流になり、こうした変遷は続くだろう。

現状で、睡眠とはどのようなものだろうか？　睡眠医療における斬新な研究結果からの重要な発見、またそれに伴う行動の変化が功を奏して、ついに私たちは正しい方向に向かって歩き始めた。科学が第一に君臨し、睡眠が最前列に陣取る方向を目指しているのだ。

静かな革命

睡眠自体は静寂なものであるが、睡眠による素晴らしい影響は無限に拡がっていく。この革命は、初めはささやかに花開くが、やがて周囲３６０度あらゆる方向へと反応が連鎖し、いつかは地球全体を覆うだろうと私は理解している。現世代が今すぐに道を修正すれば、次世代以降の子孫のために、ゼロ次予防［一人ひとりの体質に合わせて生活習慣などの改善を行い、病気の予防を推進するという考え方（第３章参照）］が生活に根をおろすことができる。望ましくなかった睡眠習慣はすっかり改善され、どこにいても適切な睡眠習慣が身に付けられるようになるだろう。現在、車に乗ったらシートベルトを締めるのが当たり前になっているように、いつの日か、当たり前のように理想的な睡眠をとれる日も来るだろう。それこそが、公衆衛生のとりわけ素晴らしい功績の一つとなる。それを目指すべく、いつかどこかで行動をとり始めなくてはならない。どうだろう、今晩からあなた自身が寝室で始めてみては？　人生についての格言「Take a chance to choose sleep and change your life（睡眠を選択して人生を変える機会を得よう）」の3つのCに倣って。

考えてみると、睡眠科学が非常に魅力的であっても、睡眠の中心にあるのは芸術だ。世界中のあらゆる科学的叡智をもってしても、その「芸術」と結びつけなければ、睡眠はあなたのものにはならない。睡眠は科学であり、それとともに芸術的な探求でもある。

こう考えてみてほしい。質の高い睡眠は感じるものだ。睡眠追跡アプリや、グラフや点数では決して表せない。あなたが心から健全な睡眠を欲し、よい睡眠がとれたときにようやくそれに気付く。そんなものだ。お気に入りの歌を聞いたとき、夕陽が沈む雄大な光景を見たとき、あるいは、美味しい料理に感動したときにどう感じるかを数値化できるだろうか？　それと同じように、素晴らしい睡眠をとった後の素晴らしい感情は主観的なものだ。だが、科学のおかげで私たちは睡眠の素晴らしさに気付き、睡眠への理解をいっそう深められる。しかし、科学の力だけでいっそう

睡眠はワイヤレス

ご存じのとおり、携帯電話は、充電器の上に置いて充電ができる。気持ちよいベッドは、身体のための充電器だと考えていい。夜になったら身体を横たえて8時間後に目を覚ます。ただそれだけで、学習効率が上がり、元気が増したように見え、気分がいっそう爽快になり、やることもますますうまくいき、さらに力強さを感じ、そしてより充実した生活を送ることができる。

望ましい睡眠を手に入れられるとは限らない。あらゆるデータによって人は力を得て、状況を明確に理解できるが、行動を変えるためには、自分自身がやる気を起こさなくてはならない。

睡眠工学の誘惑

最近では睡眠関連グッズが、気が遠くなるほどたくさん市場に溢れかえっていることには、あなたもたぶん気づいているだろう。いろいろ手元にも持っているかもしれない。冷感マットレス。ピンクノイズ再生機。脳冷却バンド。スマートウォッチ。いびき予防枕。温度調節ベッド。優しい音楽の流れるアロマセラピーポッド。スマートパジャマ。犬のための睡眠追跡首輪さえもある！

人口の68パーセントが一週間に一日以上、眠れない夜がある。[★01] 夜に素晴らしい休息をとろうと必死になる。だからオンラインの睡眠商品販売サイトが繁盛するのだ。こうした斬新で先進的な機器や道具は、聞こえはとてもいいが、果たして本当に睡眠の役に立っているのだろうか？

私たちはどんどん進歩してはいるものの、まだ奇跡的な治療を見つけるには至っていない。睡眠ジュースがその答えになるというなら、誰だって冷蔵庫に常備するようになるだろう。科学において偉大な発見をするには、時間が必要だ。それは妊娠のようなもので、誰も急かせたくないだろう。睡眠を促すと謳う商品が出回っていることから明らかになるのは、誰もがよりよい眠りを切に求めているという事実だ。私たちが試行錯誤を繰り返し、睡眠について一層深く学ぶにつれて、それらの商品も改善され続けるはずだ。需要はあるが、私たちは未だに学びの途中なのである。

科学の発展に伴い、結果も出てくるだろう。もうそこまで来ている。だが科学が発展するまで待ってはいられない。今すぐに、今晩にでも、最適な睡眠をとりたい。どうすれば身体からの合図に耳を傾けられるのかを学んで、自己流の方法から脱出しなくてはいけない。それは基本に戻るのと同じように単純だ。空腹になったら食べ物を口にし、のどが渇けば水分をとる。だから眠たくなったら眠ればいいのだ。テレビのリモコンで次のエピソードボタンを押してはいけない。

人が「睡眠工学」に手を出したがる理由のひとつは、睡眠専門医、睡眠医療分野で働く医療従事者、それに研究者が不足していることにあるかもしれない。毎年、睡眠専門医としての採用数はごく少なく、それに加えて、必要な研究費は得られない。全米研修医マッチングプログラムでは、２０２１年には睡眠医療分野で、１７９の枠が設けられながら、そのうちの12枠は埋まらなかった(しかも、医師は自分の専門分野に加えて睡眠医療も行うことがあり、この枠の多くは実際にはパートタイムになる)。インディアナ州にいたっては、設けられる枠は毎年たったひとつだ！　もし、人口の68パーセントも影響を受けていない分野(たとえば手外科では、２０２１年に１８７枠が設けられ、7枠が埋まらなかった)なら、話もわかる。対照的に、循環器科の研修医枠は１０００を超えたが、埋まらなかったのはたった3枠だ。何が言いたいかだって？　睡眠障害がこんなに社会に浸透しているのに、しっかり睡眠をとるのはカッコ悪いと思っている人が多い。

だから、睡眠医療にも心惹かれないのだ。今のところは。
私は、睡眠に対する間違った認識をすっかり変えてしまいたいと考えている。そうしなければ、健康や幸せは損なわれ続けるだろう。今よりも望ましい眠りや健康状態を手に入れるために行動しようと考えるとき、あなたにとって有効で励みとなる情報やヒントや方法をこの本から学ぶことができれば幸いだ。

眠りに「就く」のではない

あなたが眠りに「就く」のではなく、眠りがあなたの方にやって「来る」べきだ。最近では、なんでもこちらにやって来てくれる。たとえば……

タクシーが必要な時

昔——タクシーが止まるまで街角で手を挙げて待つ。

現在——配車アプリで手配すれば、やって来る。

お金が必要な時

昔——営業時間内に銀行まで出かけて列に並ぶ。

現在——携帯電話から24時間口座取引ができる。わざわざ銀行に行かずとも、お金がやって来る（PayPal, Venmo, Zelleなど）。

食事する時

昔——レストランに行き、席に案内してもらい、料理が運ばれてくるのを待つ。そして伝票が渡されるのを待って会計をする。

現在——携帯電話で注文すれば、料理が玄関まで運ばれてくる。料理がやって来る。

お気に入りのテレビ番組を見たい時

昔——放送される日時まで待たなくてはならない。

現在——オンデマンドで、いつでもどこででも好きな番組が見られる。番組がやって来る。

そろそろ、私たちの方から「眠りに就く」という認識を変えてもよさそうだ。発想を転換し、睡眠を別の側面から見てみよう。つまり、簡単な準備をすれば、眠りはあなたのもとに「やってくる」ものとしてとらえるのだ。また何よりも、それこそが睡眠の自然なあり方だ。

未来は輝いている

３００年前、私たちの祖先は体重を減らす目的で条虫の卵を飲んだ。梅毒の治療にはヒ素を使用した。しらみ対策には治療薬として水銀を皮膚に塗っていた。

今、そんな話を聞けば、人は笑ったり馬鹿にしたりするかもしれない。だが今から３００年後、私たちの今のやり方はどうとらえられるのか？　２３２２年の私たちの子孫も、私たちのことをどうかしていたとか分別がなかったと思うだろうか？

もちろんそうだろうし、そのような例はいくらでも挙げられるだろう。しかしこの本の目的として次の点に注目したい。私たちの生活では、健康になるための三本柱として本書ですでに紹介した内容があからさまに無視されている。もうおわかりだろう。未来の人たちは、信じられないといった様子で、首を振りながらこう言うだろう。「昔の人は何を考えていたのだろう？」

◇毎日、一日中座ってマウスをクリックし、画面をスクロールするだけの生活で、関節炎や心臓発作を引き起こす要因を作っていたって？

◇鮮度が落ち、砂糖がたっぷり使われ、ビニール袋に詰め込まれた加工食品を大量に食べていたって？

◇午前１時まで明るいスクリーンを見つめ、夜には数時間しか眠らなかったって？

◇人間は月に行かれるようになった。だが月面でも座ったまま自ら徐々に命を縮めていたって?!

未来の人たちは、現在の私たちはもっと賢かったはずだと不可解に思い困惑するだろう(実を言うと2022年の今でも、私自身は不可解に思うし、当惑している)。私たちは、科学の生み出したすぐに手に入る情報に基づいて、健康を改善するという選択ができるはずだ。しかしその機会をみすみす逃している。健康のための三本柱である運動、栄養、そして睡眠をブルドーザーで取り払って捨てているのだ。300年前なら、人は他になすすべを知らなかったが、現在はその点で以前とは異なる。

今では方法がわからないという言い訳は通用しない。少なくとも運動と栄養については言い逃れできない。とはいえ睡眠の研究はようやく花開いてきたところだ。健康状態、脳、そして免疫機能にとって睡眠がいかに大切であるか(第5章参照)について、はっきりしたことは、まださほど大勢の人たちに受け入れられていない。しかも私たちは、成功を収めて皆に尊敬されたいのであれば、睡眠を削っていい(すべきである)という考えを持って育った世代だ。夜更かしは栄光の証だったし、今でもそれは変わらない。私たちはその間違った信条を理解し、抱きながら育った。だがそれはこの世代でおしまいにしよう。そんな考えを持ち続けるのは無謀でしかない。

多くの有識者や前向き思考のリーダーの力、科学分野における真摯な取り組み、さらには、睡眠不足を抱えながらも健全な睡眠の恩恵について自ら時間を割いて学ぶ人たちの増加が功を奏し、私たちに何か素晴らしいこと、いわば革命が起こる間際まできているに違いない。

睡眠の未来は輝いているようだ。ただし睡眠の場合、「輝かしい」未来といえども、(日没後のことであり)本当に輝いているわけではない。いつの日か、こんな未来が来るだろう。人々は夜が更けるとそれを喜んで受け入れる。人間元来の性質として自然の概日リズムの合図と同調する。星が夜空に輝き始めたら照明を少し暗くし、心地よい気分になる。明日という新しい日を迎えたら、爽快な気持ちになって、元気を取り戻して活力に溢れていたい、そしてその後も日々健康状態をますます向上させたいから、眠って癒しを得る。そうしないなんて、もはや時代遅れだと感じる。睡眠の改善は、すなわち健康状態の改善で、人生の質の向上に等しい。

睡眠の見張り番はいつの日かこうなることを夢見ている。

◇どの医療従事者も、日々の患者の診療の一端として、定期的に睡眠状態のスクリーニングをする。
◇睡眠をとること(睡眠不足ではないこと)が手に入れるべき栄光の証になる。
◇誰もが朝、鏡を見た時に「昨晩はよく眠れたかな?」と自分自身に問いかける。
◇夜は睡眠のためだけにある。そして、夜は暗がりで照明なしで過ごすことを選択し続ける。

今日、夜が近づいたら布団に入り込んで照明を消し、本書内ですでに記載した1350万分の睡眠バンクのことを思い返してほしい。睡眠バンクへの投資の準備はできただろうか？　輝かしい未来への扉は、明日にでも開かれる。

用語集

◇360度すべての人に睡眠の大切さを

身近にいるすべての人、例えば、家族、友達、そして隣人と、眠りを改善すれば人生がますます素晴らしいものになるという理論を共有し、睡眠の大切さへの気づきを世界中に広げようという発想。

◇ATP（アデノシン三リン酸）

体内の細胞に供給される小さなエネルギーパッケージ。このエネルギーを使った後の残留物が、前述のアデノシンである。

◇CPAP（持続陽圧呼吸療法）

睡眠時無呼吸症候群の治療法の一つ。

◇FED UP

著者の造語。コロナ禍で我々の睡眠に影響を与えた要因の頭字語に由来する。その要因として、具体的には以下のようなものが挙げられる。金銭的（Financial）ストレス、感情的（Emotional）ストレス、孤独感（Distance）、予期せぬ出来事（Unexpedictability）、個人的（Personal）ストレスや専門家としてのストレス。

◇GABA（γアミノブチル酸）

覚醒中枢を抑制して、睡眠を促進する神経伝達物質。

◇ZQ

あなたの睡眠レベル。つまり、睡眠の質や健全性。

◇**アウチ・カウチ**

いびきがひどくなると、ベッドで一緒に寝ている相手から肘でつつかれて(アウチ)、最終的にはソファ(カウチ)で寝ている状態になっていること。

◇**アデノシン**

身体がエネルギーを利用すると、一日を通して体内に蓄積していく化学物質。アデノシンが蓄積すると睡眠欲がいっそう高まる(その睡眠欲は睡眠圧、睡眠の恒常性、とも言う)

◇**概日リズム**

24時間周期で稼働する体内時計。睡眠覚醒サイクルの調整も担う。

◇**概日リズムの頂点位**

体内時計と外部環境とを上手く協調させ同調させることで、生命力が強化され、目的達成が可能になり、最高の状態で行動できるようになる状態。

◇**グレリン**

空腹を感じさせるホルモン。

◇**コロナ不眠**

ストレス、不安、不順な睡眠習慣に起因する不眠としてコロナ禍に生じたもの。

◇**就寝時間の遅延(リベンジ夜更かし)**

翌朝に辛い思いをすると分かっていても、あえて眠ろうとせずに何かしようとすること。

◇**睡眠圧**

睡眠欲を制御する自然な働き。この作用によって、人は目覚めていると眠りの欲求が徐々に高まり、眠ると低下する。

◇**睡眠潔癖症**

完璧な睡眠をとることに拘りすぎて、睡眠追跡アプリのデータで睡眠不足になっていないかどうかを過度に気にしてしまい、睡眠不足への強迫観念にとらわれて眠れなくなる症状。

◇睡眠時随伴症（パラソムニア）

睡眠中に起こる異常行動。例えば、夢遊病、夜驚症、寝言、金縛り（睡眠麻痺）、睡眠関連摂食障害、悪夢、レム睡眠行動障害など。

◇睡眠時無呼吸症候群

毎晩の睡眠中に繰り返し起きる睡眠障害の一つ。呼吸休止状態が不定期に反復し、いびきをかく。

◇睡眠断片化

真夜中に何度も目覚めて睡眠が妨害されること。「睡眠が細切れ」になること。

◇睡眠の見張り番（シン医師の分身）

先駆者たちに学び研鑽を積んだ優しい勇士。睡眠仮面を付け、夜を守る。科学的知見や気まぐれさや重要な教訓を併せ持ち、効果的に駆使して睡眠の敵を撲滅させる。

◇睡眠の見張り番の行動

睡眠の見張り番自身が、睡眠の世界を自ら守ろうとして発する考え方。正しい知識に基づき馴染みやすく示唆に富む。

◇ゼロ次予防

健康問題を未然に防ぐために策定するプラン。睡眠に関して言えば、障害の兆候や危険因子や問題点がなくても、直ちに計画に沿って睡眠習慣の改善に取り組むこと。ゼロ次予防は理想的なシナリオとして、誰もが毎晩、質の高い眠りを得るために注力する（投資する）ことを旨とする。つまり、望ましくない睡眠習慣が入り込む余地を作らないように、今から望ましい習慣を目一杯身に付けるということだ。

◇タンデミック

パンデミックに乗じて（タンデムに）起こった流行り（エピ

デミック）。例としては、コロナウィルスのパンデミックに乗じて、もっと睡眠障害が流行った、という事象。

◇**ナルコレプシー**
日中に過度の眠気を呈する慢性の睡眠障害。不適切な時に眠気発作をおこし、また、カタプレキシー（情動脱力発作のこと。強い情感を抱いたり笑ったりすると脱力してしまう症状）を経験する場合もある。

◇**二相性陽圧呼吸（バイパップ）**
睡眠時無呼吸症候群の患者に施す治療法の一つ。呼気と吸気に異なる圧をかける方法。

◇**脳脊髄液（CSF）**
脳と脊髄とが浸かって浮かんでいる硬膜内の液体。全生物が持つ。

◇**歯ぎしり（ブラキシズム）**
睡眠中に歯を擦り合わせたり、噛み締めたりする状態。

◇**β（ベータ）アミロイド**
脳での代謝産物。この物質の蓄積と、認知症やアルツハイマー病の発症には関連性がある。

◇**ポリソノグラム**
睡眠中に脳と身体からの情報を集める睡眠検査の一つ。

◇**メラトニン**
生物体内で分泌される睡眠ホルモン。これが夜の合図となり、睡眠の準備をするように働く。

◇**夜間尿**
夜間、睡眠中にトイレに行くこと。（夜間頻尿とも言う）。

◇**レム**
睡眠中の急速眼球運動。

謝辞

アビヒナブ・シン医師から

まず、妻のビディアに心より感謝する。素晴らしく美しいわが妻は、一日の終わりにも始まりにも、毎日寄り添ってくれる。そのおかげで私は毎日成長できる。10歳になる娘のゾーイにも感謝している。娘はなかなか手強く個性的だが、日々その姿を見るにつけ、私自身は何と時代遅れかと思わされる。

家族や親戚が私を信じて支え、一風変わった私の性格も大目に見てくれたことに感謝したい。おばのクムクムは、どんなことがあってもいつもポジティブでいるように教えてくれた。本当にありがたい。

シャノン・メリット医師には感謝の意が絶えない。本当に素晴らしい思い出を残してくれた。私が渡米してわずか14日目、メリット医師は初めて私を信じてくれたのだ。「はじめに」でも触れたように、私と面接をして、自らの睡眠研究の助手として私を雇ってくれた。私が初めて睡眠研究の世界に足を踏み入れたのはメリット医師のおかげにほかならず、それ以来、私の人生はがらりと変わった。

ビル・バッフィー医師にも心より感謝している。バッフィー医師は、研修を終えたばかりの私をこの睡眠センターで雇い、本著に序文を寄せてくれた。マンフレッド・ミューラー医師が支援や指導を惜しまなかったことにも感謝している。さらに、すべてのわが同僚にも感謝を捧げる。スティーブン・サミュエル医師をはじめとして、同僚たちは自らの患者を私に預けてくれたのだから。ダン・パンキーウィック氏は、我々がこの睡眠センターをこれまでにないほど順調に稼働させることに力を貸してくれた。殊のほか喜びを伝えたい。

エージェントであるグレッグ・ジョンソン氏が今回の書籍計画の価値を認め協力してくれたこと、出版社であるヒューマニクス・ブックスがこの機会を与えてくれたことに感謝している。元NBAのバスケットボールプレイヤー、ロイ・ヒバート氏、そして氏がかつて在籍したペイサーズにもお礼申し上げる。氏は睡眠を改善するための道のりを本書の読者に伝えることに同意し、ペイサーズも組織をあげて応援してくれた。

そして才能あふれる共著者、シャーロット・ジェンセンにも深く感謝する。彼女がいなければ、私のドリームプロジェクトは夢のままだっただろう。その高度な専門スキルと言語学的才能のおかげで、私は私なりの視点を導き出し、わが経験を味わい深い本としてまとめ上げることができた。この本が睡眠という魔法を世界中に広めてくれたなら幸いだ。

ここに至るまでに出会った信頼できる人たちから影響を受けたからこそ、私は睡眠医療での実績を積んでこられた。フィリス・ジー医師にお礼を申し上げたい。ジー医師こそ、睡眠医療のフェロープログラムにおける私の指導医を務め、睡眠医療のフェローシッププログラムに受け入れて私に機会を与え示唆をもたらしてくれた。ジー医師は、毎日賢く学び続ける重要性とともに、バランスよく働き、学び、診療するにはどのようにすればよいかを教えてくれた。世界の第一線にいる研究者であり、世界に通用する研究を手掛け、多忙で、学生も多い研究所を管理し世界規模で主導的役目を果たしている。それでもいつも笑顔と威厳とを絶やさずにバランスよく仕事をこなす姿に、尊敬の念が尽きない。

ノースウェスタン大学のラマ・グリネリ医師とリサ・ウォルフェ医師、そして、レジデントプログラムディレクターのジョエル・スピール医師にも感謝する。スピール医師は、すぐれた臨床医師となり患者ファーストを掲げるために見習うべき模範だ。スピール医師の影響を受けたからこそ私は「常に患者にとっての最善を尽くすべきだ」と考える。

フレッド・メイヤー氏は私がアメリカに来た1年目に「アメリカ」というものをいろいろと教えてくれた。メイヤー氏は私にとって睡眠センターでの父親のような存在で、そのおかげで私はセンターに馴染めるようになった。私はボンベイ(今のムンバイ)出身の若造にすぎず、知らないことだらけだった。だがメイヤー氏がいたおかげで、知らない国に来たばかりでも安心して過ごせた。アメリカでの生活や文化や、さまざまな言葉の裏に隠された意味など、本からは学べないようなあらゆることを教えてくれた。

そして、すべての患者さんとそのご家族にも心から感謝の意を表したい。みなさんが私に信頼や希望を寄せてくれたからこそ、他でもなくそのおかげで、私は今でも毎日仕事につくことができるのだ。

共著者、シャーロット・ジェンセンから

「出版すべきじゃないかしら」。思い返してみれば、この言葉を発したときには「Sleep to Heal」はまだほんのアイディアが出たにすぎなかった。実際に本を出版するには、自分を奮い立たせ、困難に立ち向かわねばならない一方で、それによって得るものも多い。これはじつにたくさんの協力者と応援なくしては、成し得なかったであろう。

まずは、息子に感謝の気持ちを捧げたい。(無意識的にとはいえ)産まれて間もなく、わずか数か月で、睡眠不足がどのようなものかを私に深く理解させてくれた。とても大切なあなたをゆらゆらさせながら、星空の元、静まりかえって光のない時間を共に過ごせたことはこの上ない幸せだ。日々私を奮い立たせ、また成長するにつれて私に多くを教え続けてくれたあなたには感謝するばかりだ。

共著者のアビヒナブ・シン医師にも感謝を捧げる。この本はあなたがすぐれた頭脳や寛大な心、さらに献身的かつ友好的な姿勢を持ち合わせ、睡眠医療分野へ寄与していた実績がなければ、存在し得なかったのは間違いない。このとてつもない道のりを分かち合い、そのさなかに楽しみももたらし、終始私自身がぐっすりと眠れるように取り計らってくれたことに、本当に感謝するばかりだ!

グレッグ・ジョンソン氏にも感謝を申し上げる。氏は我々のアイディアを、その企画書を見たまさにその瞬間か

ら信じてくれた。そして自身の専門的手腕をいかんなく発揮し、この本で出版デビューとなる、未経験の二人の著者を導いてまとめてくれた。ヒューマニクス・ブックスのケイス・フェッファー氏とそのチームにも、情熱的な支援と本を出版する夢を実現させてくれたことに感謝する。

ロイ・ヒバート氏には特に厚くお礼を申し上げたい。ありがたいことに、氏は非常にわかりやすい体験談を読者のために快く提供してくれた。睡眠、バスケットボール、育児、さらにはＴＶプログラム「リアル・ハウスワイヴス」について語り合えたことは、私にとってこの上ない喜びだった。また、ビル・バッフィー医師が本書の序文の執筆を引き受けてくれたのも大変ありがたい。

初めから終わりまで原稿を手直しし、磨き上げるために一役買ってくれた方々にも感謝したい。高校時代の英語の先生方、大学のジャーナリズム科の教授群、私の初めての上司であり編集者でもあるダイアン・フィリポースキ・スタンフ氏、リーバ・レソンスキー氏と才能に溢れた元エンタープリノーマガジン編集チームに（彼らはいまや一生涯の友人となっている）。

両親が私を幼い頃から本に囲まれた環境で育ててくれたことに感謝する。そして、親戚たちにも。モリーン・ロウはいつも私を見てくれて、成功した時にはお祝いしてくれた。チェ・プラサドは素晴らしい晩御飯や素敵なフォークソングで私を励ましてくれ、お腹を抱え笑わせてもくれた。キャサリーン・プラサドは私の執筆者としての力を信じてくれた。スーザン・ウィリスは私をいつも抱きしめて励ましてくれた。トム・ブリュースターは知恵を貸してくれた。

執筆活動をしていると時に孤独を感じる。だから親友たちには心から感謝する。ジェニ・ラブは処女作を出版して道を示してくれた。ダイアン・クラーク、シンシア・マーチャント、エリカ・ペリジャ、そして、ミチ・デュションは、素晴らしい感性を分け与えてくれ、一緒にワイングラスを傾け、励ましのメッセージを送ってくれ、フェイスタイムで語り合ってくれた。どれも私にとって成功への源となった。マリア・ガイスが上品なイタリアンチョコレートを惜しみなくプレゼントしてくれたおかげで執筆中のスランプは乗り越えられた。シャウン・チンはとびきりの聞き上手な友人だ。「いつか出版する」という私の揺るぎない決心をいつでも受け止めてくれた（素晴らしい！　あなたは正しかった！）。アマンダ・Zは、数年前に夢がもう叶わない気持ちに陥った私が道を模索するために力を貸してくれた。

そして最後に、親愛なる猫のパディントン。私の知る限り、睡眠においては誰にも引けをとらない。私が日々この本を紡いでいると、膝の上でもキーボードの上でも、何時間でもごろんと寝そべっていた。私のよき友にビッグハグを送りたい。

訳者あとがき

本書は、米国睡眠医療専門医で、全米プロバスケットボールリーグのチーム専属睡眠医でもあるシン医師が、自らの体験、社会の出来事、そして、日常の診療の中から特徴的な例を選び、それらの要素を織り交ぜながら、睡眠の重要性、睡眠から受けられる恩恵、睡眠疾患とその診断や治療、そして、睡眠の過去、現在、未来、に関して解説し、彼自身が医師として関わらずとも、もっと多くの人々がどのように睡眠を改善することができるかを指南し、その改善によって、彼らが、より健康で、より実りある生活を、そして人生を送れるよう願って執筆した本を翻訳したものである。

日本人医師による睡眠の指南書、また、他の研究者による睡眠に関する翻訳書は既に書店の棚を賑わせているが、シン医師が綴ったこの本は、プロアスリートがシーズン中に時差のある移動や遠征の中で、いかに効率よく準備し、試合で最高のパフォーマンスを見せることができるかを探求し続けた見解が詰まっているところが、他の睡眠指南書とは異なる点であろう。さらにもう一点、この睡眠指南書が特別と成り得るのは、本書が、コロナ禍後に出版されたことである。世界中の誰もが影響を受けた新型コロナによって、睡眠の習慣がいかに変わったか、そして、その後、どのような影響を受け続けている人がいるのか、本書を読むと明らかになるであろう。

１９９０年代に私が受けた医学教育の中には、睡眠医療という名の講義はまだなかった。それでも、睡眠は健康の要であり、睡眠を改善することで、健康面や精神面、集中力だけでなくさまざまなよい影響がある、と、自らの体験や臨床経験からも周知しており、患者が眠れているかどうかは、確認してきたつもりだ(他の多くの臨床家も同様だと思うが)。しかし、本書の睡眠医療専門家の診療姿勢のように、実際にその睡眠障害の原因やその質と量に関して深く理解できるよう、医師と患者とが協力して、問題に取り組むことができる診療が理想である。皆、顔かたちが違うように、睡眠が十分に取れないなどの原因は、人それぞれであることを認識し、睡眠医療専門家でなくとも、かかりつけ医、もしくは初診で担当する医師側も、睡眠導入剤、催眠薬などを処方する前に、睡眠障害の背景を確認し、睡眠医療の専門家の介入が必要かどうかを評価する余裕ができればよいと思う。そして、その人に最も合った解決策を見つけ出せれば一番だ。

ここ30年間で世界の睡眠に対する動向は大きく変わっている。特に2017年のノーベル生理学医学賞が体内時計を司る遺伝子研究の功労者に授与されてからの睡眠科学の進歩は目覚ましい。また現代社会はようやく睡眠革命を受け入れる準備ができてきた。まぎれもなく、その革命をシン医師が起こそうとしている。その睡眠革命の種火を少しでも大きくすることに加担できれば、公衆衛生を改善することにつながる。一人でも多くの読者が、いや、読者だけでなく、読者の周囲の人々が、睡眠を優先的に考える暮らし方を身に付けられ、より多くの人がよりよい生活を、よりよい人生を送れるように、と願ってやまない。

米国睡眠医療学会フェローのシン医師の手がけた処女作を翻訳する機会をいただき、光栄に思う。

2024年8月

武岡幸代

org/10.1152/physrev.00010.2018.
★05——A. A. Prather, D. Janicki-Deverts, M. H. Hall, and S. Cohen, "Behaviorally Assessed Sleep and Susceptibility to the Common Cold," Sleep 38, no. 9 (September 1, 2015): 1353–59, https:// doi.org/10.5665/sleep.4968.

第9章 眠りをまた好きになって！

★01——Kelly Glazer Baron et al., "Orthosomnia: Are Some Patients Taking the Quantified Self Too Far?," Journal of Clinical Sleep Medicine 13, no. 2 (February 15, 2017): 351–54, https://jcsm.aasm.org/doi/10.5664/jcsm.6472.
★02——Hallie Levine, "Having Trouble Staying Asleep? 5 Strategies to Help You Fix Frequent Nighttime Awakenings," Consumer Reports, September 5, 2019, https://www.consumerreports.org/insomnia/having-trouble-staying-asleep-a9680912006/.
★03——"New Year's Resolution: Don't Let COVID-somnia Drag You Down," AASM, December 28, 2021, https://aasm.org/new-years-resolution-dont-let-covid-somnia-drag-you-down/; "AASM Sleep Prioritization Survey: COVID-somnia," AASM, April 2021, https://j2vjt3dnbra3ps7ll1clb4q2-wpengine.netdna-ssl.com/wp-content/uploads/2021/04/sleep-prioritization-survey-2021-covid-somnia.pdf.
★04——H. K. Khattak, F. Hayat, S. V. Pamboukian, H. S. Hahn, B. P. Schwartz, and P. K. Stein, "Obstructive Sleep Apnea in Heart Failure: Review of Prevalence, Treatment with Continuous Positive Airway Pressure, and Prognosis," Texas Heart Institute Journal 45, no. 3 (2018): 151–61, https://doi.org/10.14503/THIJ-15-5678.

第10章 睡眠のリセット

★01——A. A. Borbély, S. Daan, A. Wirz- Justice, and T. Deboer, "The Two-Process Model of Sleep Regulation: A Reappraisal," Journal of Sleep Research 25, no. 2 (April 2016): 131–43, https:// onlinelibrary.wiley.com/doi/10.1111/jsr.12371, Epub January 14, 2016.

第11章 1350万分を活かそう！

★01——"Why Americans Can't Sleep," Consumer Reports, January 14, 2016.

jcsm.9392.
★36——S. Sabia et al., "Association of Sleep Duration in Middle and Old Age with Incidence of Dementia," Nature Communications 12, no. 2289 (April 20, 2021), https://doi.org/10.1038/s41467-021-22354-2.
★37——Terry Young et al., "Sleep Disordered Breathing and Mortality: Eighteen-Year Follow-Up of the Wisconsin Sleep Cohort," Sleep 31, no. 8 (2008): 1071–78.

第6章 睡眠の基礎——子供の健康と睡眠

★01——Lourdes M. DelRosso et al., "Consensus Diagnostic Criteria for a Newly Defined Pediatric Sleep Disorder: Restless Sleep Disorder (RSD)," Sleep Medicine 75 (2020): 335–40.

第7章 素敵に歳を重ねるための睡眠

★01——"2020 Profile of Older Americans," Administration for Community Living, U.S. Department of Health and Human Services, May 2021, https://acl.gov/sites/default/files/Aging%20and%20Disability%20in%20America/2020ProfileOlderAmericans.Final_.pdf.
★02——Y. Naruse et al., "Concomitant Obstructive Sleep Apnea Increases the Recurrence of Atrial Fibrillation following Radiofrequency Catheter Ablation of Atrial Fibrillation: Clinical Impact of Continuous Positive Airway Pressure Therapy," Heart Rhythm 10, no. 3 (March 2013): 331–37, https://doi.org/10.1016/j.hrthm.2012.11.015, Epub November 23, 2012.

第8章 コロナ禍の睡眠

★01——J. Wouk et al., "Viral Infections and Their Relationship to Neurological Disorders," Archives of Virology 166, no. 3 (March 2021): 733–53, https://doi.org/10.1007/s00705-021-04959-6, Epub January 27, 2021.
★02——K. M. Abel et al., "Association of SARS-CoV-2 Infection with Psychological Distress, Psychotropic Prescribing, Fatigue, and Sleep Problems among UK Primary Care Patients," JAMA Network Open 4, no. 11 (2021): e2134803, https://doi.org/10.1001/jamanetworkopen.2021.34803.
★03——Matthew B. Maas et al., "Obstructive Sleep Apnea and Risk of COVID-19 Infection, Hos-pitalization and Respiratory Failure," Sleep & Breathing = Schlaf & Atmung 25, no. 2 (2021): 1155– 57, https://doi .org/10.1007/s11325-020-02203-0.
★04——L. Besedovsky, T. Lange, and M. Haack, "The Sleep-Immune Crosstalk in Health and Disease," Physiological Reviews 99, no. 3 (July 1, 2019): 1325–80, https://doi.

DCNS.2008.10.4/plfranzen.
★25——E. Ben Simon, A. Rossi, A. G. Harvey, and M. P. Walker, "Overanxious and Underslept," Nature Human Behaviour 4, no. 1 (January 2020): 100–110, https://doi.org/10.1038/s41562-019-0754-8, Epub November 4, 2019; erratum in Nature Human Behaviour 4, no. 12 (December 2020): 1321, https://doi.org/10.1038/s41562-019-0754-8.
★26——Danielle Pacheco, "Memory and Sleep," SleepFoundation.org, November 13, 2020, updated April 22, 2022, https://www.sleepfoundation.org/how-sleep-works/memory-and-sleep.
★27——T. Åkerstedt et al., "Work and Sleep—a Prospective Study of Psychosocial Work Factors, Physical Work Factors, and Work Scheduling," Sleep 38, no. 7 (July 1, 2015): 1129–36, https://doi .org/10.5665/sleep.4828.
★28——Matthew Gibson and Jeffrey Shrader, "Time Use and Productivity: The Wage Returns to Sleep," Department of Economics Working Papers 2015–17, Department of Economics, Williams College, 2015.
★29——"Percentage of Adults Who Average ≤6 Hours of Sleep, by Family Income Group and Metropolitan Status of Residence," National Health Interview Survey, United States, April 3, 2015, https://www.cdc.gov/mmwr/preview/mmwrhtml/mm6412a10.htm.
★30——Amy C. Reynolds et al., "Sickness Absenteeism Is Associated with Sleep Problems Inde-pendent of Sleep Disorders: Results of the 2016 Sleep Health Foundation National Survey," Sleep Health 3, no. 5 (2017): 357–61, https://doi.org/10.1016/j.sleh.2017.06.003.
★31——Tina Sundelin et al., "Negative Effects of Restricted Sleep on Facial Appearance and Social Appeal," Royal Society Open Science 4 (2017): 160918160918.
★32——E. Ben Simon and M. P. Walker, "Sleep Loss Causes Social Withdrawal and Loneliness," Nature Communications 9, no. 3146 (2018), https://doi.org/10.1038/s41467-018-05377-0.
★33——Gary Wittert, "The Relationship between Sleep Disorders and Testosterone in Men," Asian Journal of Andrology 16, no. 2 (2014): 262–65, https://doi.org/10.4103/1008-682X.122586; R. Leproult and E. Van Cauter, "Effect of 1 Week of Sleep Restriction on Testosterone Levels in Young Healthy Men," JAMA: Journal of the American Medical Association 305, no. 21 (2011): 2173, https://doi.org/10.1001/jama.2011.710.
★34——J. J. Pilcher et al., "Interactions between Sleep Habits and Self-Control," Frontiers in Human Neuroscience 9 (2015): 284, https://doi.org/10.3389/fnhum.2015.00284.
★35——P. Huyett and N. Bhattacharyya, "Incremental Health Care Utilization and Expenditures for Sleep Disorders in the United States," Journal of Clinical Sleep Medicine, published online May 4, 2021, https://jcsm.aasm.org/doi/10.5664/

no. 7 (2011): 943–50, https://doi.org/10.5665/SLEEP.1132.
★15——T. Akerstedt, P. Fredlund, M. Gillberg, and B. Jansson, "A Prospective Study of Fatal Occupational Accidents—Relationship to Sleeping Difficulties and Occupational Factors," Journal of Sleep Research 11, no. 1 (March 2002): 69–71, https://onlinelibrary.wiley.com/doi/abs/10.1046/j.1365-2869.2002.00287.x.
★16——Stoyan Dimitrov et al., "G α S- Coupled Receptor Signaling and Sleep Regulate Integrin Activation of Human Antigen-Specific T Cells," Journal of Experimental Medicine 216, no. 3 (March 4, 2019): 517–26.
★17——A. A. Prather et al., "Temporal Links between Self-Reported Sleep and Antibody Responses to the Influenza Vaccine," International Journal of Behavioral Medicine 28 (2021): 151–58, https://doi.org/10.1007/s12529-020-09879-4.
★18——Sarah Gehlert et al., "Shift Work and Breast Cancer," International Journal of Environmental Research and Public Health 17, no. 24 (December 20, 2020): 9544, https://doi.org/10.3390/ijerph17249544.
★19——B. K. J. Tan et al., "Association of Obstructive Sleep Apnea and Nocturnal Hypoxemia with All- Cancer Incidence and Mortality: A Systematic Review and Meta-analysis," Journal of Clinical Sleep Medicine, November 11, 2021, https://jcsm.aasm.org/doi/10.5664/jcsm.9772, Epub ahead of print.
★20——R. J. Reiter, "The Pineal Gland and Melatonin in Relation to Aging: A Summary of the Theories and of the Data," Experimental Gerontology 30, nos. 3–4 (May–August 1995): 199–212, https://doi.org/10.1016/ 0531-5565(94)00045-5; Thomas C. R. Vijayalaxmi Jr., R. J. Reiter, and T. S. Herman, "Melatonin: From Basic Research to Cancer Treatment Clinics," Journal of Clinical Oncology 20, no. 10 (May 15, 2002): 2575–601, https://doi.org/10.1200/JCO.2002.11.004.
★21——Eti Ben Simon et al., "Losing Neutrality: The Neural Basis of Impaired Emotional Control without Sleep," Journal of Neuroscience 35, no. 38 (September 23, 2015): 13194–205, https://doi.org/10.1523/JNEUROSCI.1314-15.2015.
★22——G. G. Werner, M. Schabus, J. Blechert, and F. H. Wilhelm, "Differential Effects of REM Sleep on Emotional Processing: Initial Evidence for Increased Short-Term Emotional Re-sponses and Reduced Long-Term Intrusive Memories," Behavioral Sleep Medicine 19, no. 1 (January–February 2021): 83–98, https://doi.org/10.1080/15402002.2020.1713134, Epub January 23, 2020.
★23——Rosalba Hernandez et al., "The Association of Optimism with Sleep Duration and Quality: Findings from the Coronary Artery Risk and Development in Young Adults (CARDIA) Study," Behavioral Medicine 1 (2019), https://doi.org/10.1080/08964289.2019.1575179.
★24——Peter L. Franzen and Daniel J. Buysse, "Sleep Disturbances and Depression: Risk Rela-tionships for Subsequent Depression and Therapeutic Implications," Dialogues in Clinical Neuroscience 10, no. 4 (2008): 473–81, https://doi.org/10.31887/

★02——Judith E. Carroll et al., "Postpartum Sleep Loss and Accelerated Epigenetic Aging," Sleep Health 7, no. 3 (2021): 362–67, https://doi.org/10.1016/j.sleh.2021.02.002.

★03——Adam J. Krause et al., "The Pain of Sleep Loss: A Brain Characterization in Humans," Journal of Neuroscience 39, no. 12 (March 20, 2019): 2291–2300, https://doi.org/10.1523/JNEUROSCI.2408-18.2018.

★04——B. Sivertsen, T. Lallukka, K. J. Petrie, Ó. A. Steingrímsdóttir, A. Stubhaug, and C. S. Nielsen, "Sleep and Pain Sensitivity in Adults," Pain 156, no. 8 (August 2015): 1433–39, https://doi.org/10.1097/j.pain .0000000000000131.

★05——Buse Keskindag and Meryem Karaaziz, "The Association between Pain and Sleep in Fi-bromyalgia," Saudi Medical Journal 38, no. 5 (2017): 465–75, https://doi.org/10.15537/smj.2017.5.17864.

★06——Emily Charlotte Stanyer et al., "Subjective Sleep Quality and Sleep Architecture in Patients with Migraine: A Meta-analysis," Neurology97, no. 16 (October 2021): e1620–e1631, https://doi.org/10.1212/WNL.0000000000012701.

★07——Esther Donga et al., "A Single Night of Partial Sleep Deprivation Induces Insulin Resistance in Multiple Metabolic Pathways in Healthy Subjects," Journal of Clinical Endocrinology & Metabolism 95, no. 6 (June 1, 2010): 2963–68, https://doi.org/10.1210/jc.2009-2430.

★08——Mounir Chennaoui et al., "How Does Sleep Help Recovery from Exercise-Induced Muscle Injuries?," Journal of Science and Medicine in Sport 24, no. 10 (2021): 982–87, https://doi.org/10.1016/j.jsams.2021.05.007.

★09——I. Daghlas et al., "Sleep Duration and Myocardial Infarction," Journal of the American College of Cardiology 74, no. 10 (September 10, 2019): 1304–14, https://doi.org/10.1016/j.jacc.2019.07.022.

★10——F. H. Kuniyoshi et al., "Day-Night Variation of Acute Myocardial Infarction in Obstructive Sleep Apnea," Journal of the American College of Cardiology 52, no. 5 (July 29, 2008): 343–46, https://doi.org/10.1016/j.jacc.2008.04.027.

★11——E. Tasali, K. Wroblewski, E. Kahn, J. Kilkus, and D. A. Schoeller, "Effect of Sleep Extension on Objectively Assessed Energy Intake among Adults with Overweight in Real-Life Settings: A Randomized Clinical Trial," JAMA Internal Medicine 182, no. 4 (2022): 365–74, https://doi.org/10.1001/jamainternmed.2021.8098.

★12——Christopher B. Cooper et al., "Sleep Deprivation and Obesity in Adults: A Brief Narrative Review," BMJ Open Sport & Exercise Medicine 4, no. 1 (October 4, 2018): e000392, https://doi.org/10.1136/bmjsem-2018-000392.

★13——Faith S. Luyster et al., "Associations of Sleep Duration with Patient-Reported Outcomes and Health Care Use in US Adults with Asthma," Annals of Allergy, Asthma & Immunology 125, no. 3 (September 1, 2020): 319–24.

★14——C. D. Mah, K. E. Mah, E. J. Kezirian, and W. C. Dement, "The Effects of Sleep Extension on the Athletic Performance of Collegiate Basketball Players," Sleep 34,

for Teams Traveling Westward," ScienceDaily, June 14, 2016, http://www.sciencedaily.com/releases/2016/06/160614133619.htm.
★04——Michael H. Smolensky and Lynne Lamberg, The Body Clock Guide to Better Health (New York: Henry Holt, 2000)参照［邦訳＝『最高にうまくいくのは何時と何時? 仕事、健康、人間関係 魔法の体内時計』大地舜訳｜幻冬舎｜2003年］

第4章 脳洗浄

★01——Barbara Selby, "NASA Helps Pilots Combat Fatigue during Long Flights," NASA.gov press release, October 24, 1994, https://www.nasa.gov/home/hqnews/1994/94-177.txt.
★02——A. R. Mendelsohn and J. W. Larrick, "Sleep Facilitates Clearance of Metabolites from the Brain: Glymphatic Function in Aging and Neurodegenerative Diseases," Rejuvenation Re-search 16, no. 6 (December 2013): 518–23, https://doi.org/10.1089/rej.2013.1530.
★03——Ehsan Shokri-Kojori et al., "β-Amyloid Accumulation in the Human Brain after One Night of Sleep Deprivation," Proceedings of the National Academy of Sciences 115, no. 17 (April 24, 2018): 4483– 88, https://www.pnas.org/doi/full/10.1073/pnas.1721694115.
★04——S. Sabia et al., "Association of Sleep Duration in Middle and Old Age with Incidence of Dementia," Nature Communications 12, no. 2289 (April 20, 2021), https://doi.org/10.1038/s41467-021-22354-2.
★05——Denise J. Cai et al., "REM, Not Incubation, Improves Creativity by Priming Associative Networks," Proceedings of the National Academy of Sciences 106, no. 25 (2009): 10130–34, https://www.pnas.org/doi/full/10.1073/pnas.0900271106.
★06——E. B. Leary et al., "Association of Rapid Eye Movement Sleep with Mortality in Middle-Aged and Older Adults," JAMA Neurology 77, no. 10 (October 1, 2020): 1241–51, https://doi.org/10.1001/ jamaneurol.2020.2108; erratum in JAMA Neurology 77, no. 10 (October 1, 2020): 1322, PMID: 32628261.
★07——Ronald B. Postuma et al., "Parkinson Risk in Idiopathic REM Sleep Behavior Disorder: Preparing for Neuroprotective Trials," Neurology 84, no. 11 (2015): 1104–13, https://doi.org/10.1212/WNL .0000000000001364.

第5章 睡眠がもたらす50の幸せ

★01——Judith E. Carroll et al., "Partial Sleep Deprivation Activates the DNA Damage Response (DDR) and the Senescence-Associated Secretory Phenotype (SASP) in Aged Adult Humans," Brain, Behavior, and Immunity 51 (2016): 223–29, https://doi.org/10.1016/j.bbi.2015.08 .024.

第2章 睡眠不足の隠れた真実

★01——Apoorva Mandavilli, "The World's Worst Industrial Disaster Is Still Unfolding," Atlantic, July 10, 2018, https://www.theatlantic.com/science/archive/2018/07/the-worlds-worst-industrial-disaster-is-still-unfolding/560726/.

★02——Encyclopedia Britannica, s.v. "Bhopal disaster," November 30, 2021, accessed June 4, 2022, https://www.britannica.com/event/Bhopal-disaster.

★03——Sarah Keating, "The Boy Who Stayed Awake for 11 Days," BBC Future, January 18, 2018, https://www.bbc.com/future/article/20180118-the-boy-who-stayed-awake-for-11-days.

★04——V. Shahly et al., "The Associations of Insomnia with Costly Workplace Accidents and Errors: Results from the America Insomnia Survey," Archives of General Psychiatry 69, no. 10 (2012): 1054– 63, https://doi.org/10.1001/archgenpsychiatry.2011.2188.

★05——"Evaluation of Safety Sensitive Personnel for Moderate- to- Severe Obstructive Sleep Apnea," Department of Transportation, July 31, 2017, https://s3.amazonaws.com/public-inspection.federalregister.gov/2017-16451.pdf.

★06——C. A. Everson, C. J. Henchen, A. Szabo, and N. Hogg, "Cell Injury and Repair Resulting from Sleep Loss and Sleep Recovery in Laboratory Rats," Sleep 37, no. 12 (2014): 1929–40, https://doi.org/10.5665/sleep .4244.

★07——D. Dawson and K. Reid, "Fatigue, Alcohol and Performance Impairment," Nature 388, no. 235 (1997), https://doi.org/10.1038/40775

★08——Terry Young et al., "Sleep Disordered Breathing and Mortality: Eighteen-Year Follow-Up of the Wisconsin Sleep Cohort," Sleep 31, no. 8 (2008): 1071–78.

★09——Hope Hodge Seck, "Captain Warned That Crew Wasn't Ready before Sub Ran Aground, Investigation Shows," Military .com, March 1, 2020, https://www.military.com/daily-news/2020/03/01/captain-warned-crew-wasnt-ready-sub-ran-aground-investigation-shows.html.

第3章 良質の睡眠で成功をつかもう

★01——Andrew M. Watson, "Sleep and Athletic Performance," Current Sports Medicine Reports 16, no. 6 (2017): 413–18, https://doi.org/10.1249/JSR .0000000000000418.

★02——C. D. Mah, K. E. Mah, E. J. Kezirian, and W. C. Dement, "The Effects of Sleep Extension on the Athletic Performance of Collegiate Basketball Players," Sleep 34, no. 7 (2011): 943–50, https:// doi.org/10.5665/SLEEP.1132.

★03——American Academy of Sleep Medicine, "NFL, NBA, and NHL Teams Have a Disadvantage When Traveling West: Evening Games Show Greatest Disadvantage

参考文献

第1章　睡眠——永遠の謎

★01——“Edison’s Electric Light,” New York Times, September 5, 1882.

★02——“Q & Abe Episode 1,” President Lincoln’s Cottage, August 1, 2019, https://www.lincolncottage.org/q-and-abe-episode-1/.

★03——James Maas, Power Sleep (New York: William Morrow Paperbacks, 1998)参照［邦訳=『快眠力 パワースリープ』井上昌次郎訳｜三笠書房｜1999年］

★04——E. Mignot, “Why We Sleep: The Temporal Organization of Recovery,” PLoS Biology 6, no. 4 (2008): e106, https://doi.org/10.1371/journal.pbio.0060106.

★05——A. Rechtschaffen, B. M. Bergmann, C. A. Everson, C. A. Kushida, and M. A. Gilliland, “Sleep Deprivation in the Rat: X. Integration and Discussion of the Findings,” Sleep 12, no. 1 (February 1989): 68– 87, PMID: 2648533.

★06——I. Tobler and B. Schwierin, “Behavioural Sleep in the Giraffe (Giraffa camelopardalis) in a Zoological Garden,” Journal of Sleep Research 5, no. 1 (March 1996): 21–32, https://onlinelibrary.wiley.com/doi/abs/10.1046/j.1365-2869.1996.00010.x.

★07——E. Aserinsky and N. Kleitman, “Regularly Occurring Periods of Eye Motility, and Con-comitant Phenomena, during Sleep,” Science 118, no. 3062 (September 4, 1953): 273–74, https://www.science.org/doi/ 10.1126/science.118.3062.273.

★08——Max Chafkin, “Yahoo!’s Marissa Mayer on Selling a Company While Turning It Around,” Bloomberg Businessweek, August 4, 232 | Notes 2016, https://www.bloomberg.com/features/2016-marissa-mayer-interview-issue/.

★09——Olga Khazan, “Thomas Edison and the Cult of Sleep Deprivation,” Atlantic, May 14, 2014.

★10——Joanie Faletto, “Leonardo Da Vinci and Nikola Tesla Allegedly Followed the Uberman Sleep Cycle,” Discovery .com, August 1, 2019, https://www.discovery.com/science/Uberman-SleepCycle.

★11——“Sleeping Habits of Seven Most Powerful People,” Economic Times, February 11, 2017.

★12——Nathaniel F. Watson et al., “The Past Is Prologue: The Future of Sleep Medicine,” Journal of Clinical Sleep Medicine 13, no. 1 (January 15, 2017): 127–35, https://jcsm.aasm.org/doi/10.5664/jcsm.6406.

は

ひ

ふ

へ

ほ

ま

せ

そ

た

ち

つ

て

と

な

に

ね

の

さ

し

す

う

え

お

か

き

く

け

こ

索引

あ

い

◇著者

アビヒナブ・シン

Abhinav Singh, M.D.

米国睡眠医療学会および米国内科学会が認定する臨床医。公衆衛生学の修士号（MPH）を取得。医師免許を取得後、イリノイ大学シカゴ校の関連病院、セント・ジョセフ病院で研修をし、その後、ノースウェスタン大学で睡眠医療専修を終える。現在は、米国睡眠医療学会の認定医として、インディアナ・スリープ・センターで医療責任者として患者の診察にあたる。米国睡眠医療学会のフェローであり、睡眠医療分野では過去4年間連続してトップ・ドクター（Top Doctor）賞を受賞。全米プロバスケットボール協会（NBA）のチーム、インディアナ・ペイサーズの睡眠担当医を務める。米国インディアナ州インディアナポリス市郊外に家族とともに在住。

◇共著者

シャーロット・ジェンセン

Charlotte Jensen

健康、ビジネス、技術分野を専門として執筆、および編集に従事。これまで10年以上にわたり、米国のビジネス誌「Entrepreneur」の上級ライター、記事編集者、編集責任者として尽力。現在は高級ライフスタイルブランドRHのコピーエディターを務め、手掛けた記事はハフポストやさまざまな中小企業のウェブサイトに掲載されている。カリフォルニア州立大学ロングビーチ校でジャーナリズムの学位を取得。カリフォルニア州マリン郡在住。

◇訳者

武岡幸代

Sachiyo Takeoka

内科医、医学博士。東京女子医科大学医学部卒業。東京大学医科学研究所、米国マサチューセッツ総合病院、トーマスジェファーソン大学病院での研修・研究を経て、バベル翻訳大学院にて翻訳科学修士を取得。ホーリスティック医療、東洋医学、自然治癒力に注目し、オンライン医療相談、医薬翻訳、医療通訳を行っている。米国東海岸在住。

良《よ》い眠《ねむ》りの科《か》学《がく》
睡眠専門《すいみんせんもん》医《い》が教《おし》える4つのステップ

2024年10月31日　初版第一刷発行

著者……………………アビヒナブ・シン
共著者…………………シャーロット・ジェンセン
訳者……………………武岡幸《たけおかさち》代《よ》
発行者…………………成瀬雅人
発行所…………………株式会社原書房
〒160-0022
東京都新宿区新宿1-25-13
電話・代表 03-3354-0685
http://www.harashobo.co.jp
振替・001510-6-151594
ブックデザイン…………小沼宏之［Gibbon］
印刷……………………シナノ印刷株式会社
製本……………………東京美術紙工協業組合

ISBN978-4-562-07474-7
Printed in Japan